ÉTUDES

EAUX MINÉRALES

DE MONDORF

Metz, Imprimerie de V. MALINE.

ÉTUDES

SUR LES

EAUX MINÉRALES

DE MONDORF

SUIVIES D'UN

COUP D'ŒIL SUR LE TRAITEMENT HYDROTHÉRAPIQUE

Par Ch. MARCHAL (DE MONDELANGE,

DOCTEUR EN MÉDECINE DE LA FACULTÉ DE PARIS, MÉDECIN EN CHEF DE L'ÉTABLISSEMENT
THERMAL ET DE L'INSTITUT HYDROTHÉRAPIQUE DE MONDORF

*Boni viri nullam oportet causam esse
præter veritatem.*

(HALLER).

PARIS

Chez Victor MASSON, Libraire, place de l'École de médecine

1867

PRÉFACE

Le devoir de tout médecin honnête et sérieux, ami consciencieux de son art et de l'humanité, est de rechercher sans cesse les moyens propres à guérir le plus sûrement les affections aiguës ou chroniques qui affligent ses semblables; et, quand il a découvert un agent thérapeutique d'une efficacité réelle et incontestable, un autre devoir lui incombe : c'est celui de signaler et de vulgariser ce nouvel agent.

Tel est le sentiment qui nous a inspiré le travail que nous livrons à l'appréciation du monde médical. En le publiant, nous n'avons d'autre but que de faire connaître, et de mettre en lumière, les propriétés extrêmement remarquables des eaux minérales de Mondorf.

Il y aura bientôt quinze ans que, frappé des effets salutaires qu'elles produisaient sur les malades que j'envoyais à Mondorf, j'eus l'idée d'y avoir recours dans ma propre clientèle. Mes premiers essais furent heureux ; quelquefois même les résultats obtenus dépassèrent toutes mes espérances (1), et je ne tardai pas à acquérir la conviction qu'il n'est pas, dans la matière médicale, d'agent plus puissant, de moyen plus héroïque pour relever un organisme affaibli par les maladies, pour combattre toutes les manifestations de la diathèse scrofuleuse, et les nombreuses affections qui sont sous la dépendance de la constitution lymphatique.

Depuis que la direction médicale de l'établissement de Mondorf m'a été confiée, j'ai poursuivi mes recherches sur les vertus thérapeutiques de ses eaux. J'établis, par des faits consignés dans mon travail, combien elles sont efficaces dans un bon nombre d'autres affections chroniques, et je démontre que, pour combattre avec efficacité la goutte chronique et les affections rhumatismales entre autres, elles ne le cèdent en rien aux stations thermales qui, pour le traitement de ces maladies, ont acquis le plus de réputation et de vogue.

Mon travail est divisé en deux parties. Dans la première, je m'occupe exclusivement de l'action thérapeutique des eaux chlorurées-sodiques de Mondorf; dans la seconde, je jette un coup d'œil rapide sur la médication hydrothérapique. Je ne pouvais, en effet,

---

(1) Voir plus loin l'observation II. — *Tumeur blanche du genou, carie des extrémités articulaires, etc.*

passer sous silence cette méthode curative qui, à Mondorf, attire un grand nombre de malades. L'hydrothérapie rationnelle y est appliquée d'après les principes formulés par son savant créateur, M. le docteur L. Fleury.

Il y a longtemps que l'hydrothérapie scientifique a affirmé sa puissance par les succès les plus nombreux et les plus éclatants dans les maladies les plus diverses. Or, si le traitement thermal et l'hydrothérapie constituent deux médications extrêmement énergiques quand elles sont employées isolément, il est facile de comprendre combien sera puissante la somme des effets que l'on obtiendra, dans certains cas, de la combinaison de ces deux agents thérapeutiques maniés avec prudence et discernement.

Le travail que je publie est loin d'être parfait ; je le sais, et je déclare hautement que cet aveu n'est pas celui d'une fausse modestie. Je le destine à mes confrères : j'ai pensé qu'il était utile de leur faire connaître une source thermale extrêmement efficace dans un bon nombre d'affections chroniques, et surtout dans la grande classe des affections strumeuses. Je m'estimerai heureux s'ils peuvent y trouver d'utiles renseignements.

Aux esprits disposés à le critiquer je dirai d'avance, avec M. le professeur Bach, de Strasbourg : « Bien des imperfections, sans doute, se sont glissées dans cet ouvrage ; mais elles seront facilement excusées par ceux qui se livrent, comme moi, à l'exercice si pénible de la médecine pratique. Ils savent que les seules heures non interrompues que nous donnons à l'étude et à la méditation sont celles que les autres hommes consacrent au repos et au sommeil. »

Mondorf, le 15 mars 1867.

MARCHAL, D.-M. P.

ÉTUDES

SUR LES

EAUX MINÉRALES

DE MONDORF

Boni viri nullam oportet causam esse præter veritatem.

(HALLER).

Topographie. — Climatologie. — Description de l'établissement des bains et de l'institut hydrothérapique.

Mondorf est un grand village situé à 20 kilomètres de Thionville et de Luxembourg, à 6 kilomètres de Rodemack et à 12 kilomètres de Sierck.

Cette localité est divisée en deux parties par une petite rivière nommée l'Altbach, qui constitue la limite de séparation entre la France et le grand-duché de Luxembourg.

Le village de Mondorf est situé dans une vallée fertile et pittoresque, à 198 mètres au-dessus du niveau de la mer (1).

(1) L'élévation de Metz au-dessus de ce niveau est de 178 mètres.

Malgré l'insuffisance des observations météorologiques faites sur le climat de Mondorf, on peut dire que la température moyenne atmosphérique n'y diffère pas notablement de celle de la ville de Metz, car il n'existe qu'une très-faible différence de latitude entre ces deux localités ; or, nous savons qu'à Metz la température moyenne est d'environ 10 degrés centigrades.

Le climat de la vallée est généralement doux et très-salubre ; les variations brusques de température ne s'observent guère que dans les temps orageux.

L'établissement des bains est situé à cinq ou six cents mètres à l'est du village. Très-vaste et élégamment construit, le bâtiment principal se compose d'un rez-de-chaussée et d'un premier étage.

Le rez-de-chaussée renferme les bureaux de l'administration et vingt-quatre cabinets de bains spacieux et très-propres. Douze de ces cabinets sont destinés aux hommes et sont séparés par une vaste salle d'attente de douze autres cabinets destinés aux femmes.

Le premier étage se compose d'un cabinet de lecture, d'une salle de musique avec piano, d'une salle de billard, d'un vaste et beau salon de conversation élégamment décoré, et du logement du médecin en chef.

A côté de ce bâtiment se trouve l'ancienne piscine, assez grande pour contenir huit personnes ; deux autres piscines, pour l'usage de l'eau minérale, sont placées à chaque extrémité de l'institut hydrothérapique. Elles sont extrêmement vastes et l'on peut facilement s'y livrer à l'exercice de la natation. Chaque sexe a sa piscine particulière, à côté de laquelle se trouvent des cabinets munis d'appareils complets pour l'administration des douches minérales.

Un grand établissement hydrothérapique, construit en 1866, est attenant aux bains ; il a été exécuté d'après les plans de M. L. Fleury, par un habile architecte, M. Eydt, de Luxembourg. Ainsi que le dit lui-même le docteur Fleury, cet établissement réalise tous les perfectionnements que lui a suggérés une vaste pratique de vingt années. L'institut hydrothérapique de Mondorf est certes un des plus beaux et des plus complets qui existent en Europe, et il peut être considéré, à bon droit, comme un établissement modèle. J'en emprunte la description et le plan à l'excellent traité d'hydrothérapie de M. Fleury (1) :

« Des sources, d'une température constante de 8°, arrivent naturellement, par leur propre pente, dans un grand réservoir qui est creusé dans le sol d'une colline et qui, par conséquent, est complètement à l'abri des. vicissitudes de la température atmosphérique. Ce réservoir, placé à quelques centaines de mètres de l'établissement et élevé de 16 mètres, est incessamment alimenté par les sources, et fournit à tous les besoins de la consommation. La figure suivante représente le bâtiment balnéatoire.

(1) *Traité thérapeutique et clinique d'hydrothérapie*, par Louis Fleury. Paris, 1866.

a, *a*, Salles d'attente, d'un côté pour les hommes, de l'autre pour les dames.

b, *b*, Corridors.

c, *c*, *c*, Cabinets-vestiaires.

d, *d*, Salles de sudation.

e, *e*, Piscines.

f, Salle de douches.

g, *g*, Lieux d'aisances.

h, *h*, *h*, Promenoir couvert.

i, Buvette.

« La longueur du bâtiment est de 40 mètres ; la largeur de 7 mètres.

« Ces dispositions répondent à toutes les exigences de la médication et réunissent le confortable à l'utile ; toutes les parties des bâtiments sont largement éclairées, soit par des fenêtres, soit par des jours d'en haut, et parfaitement chauffées par des calorifères.

« Les salles de sudation sont placées de telle façon que les malades, pour se diriger soit vers la douche, soit vers la piscine, n'ont que quelques pas à faire.

« En résumé, il nous semble difficile d'imaginer une installation plus complète et plus convenable. »

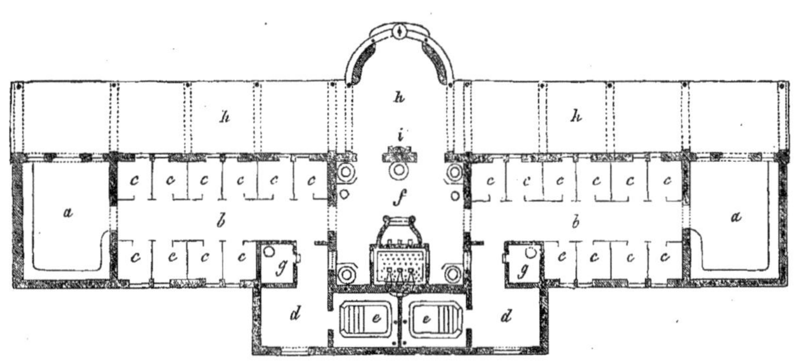

Parc. — Promenades.

A l'établissement des bains est annexé un parc magnifique et d'une très-vaste contenance. Les allées, larges et spacieuses, sont bordées de fleurs et de jolis arbustes ; toujours très-proprement entretenues et couvertes du sable le plus fin, elles permettent aux baigneurs de s'y promener à pied sec même par les plus mauvais temps. Des massifs d'arbres verts, des arbres de toutes les espèces, grands et vigoureux, font que l'on y trouve à volonté du soleil et de l'ombrage.

Dans ce parc serpente la petite rivière dont nous avons parlé, l'Altbach, sur laquelle sont jetés plusieurs ponts rustiques, et qui, avons-nous dit, sépare la France du duché de Luxembourg, en sorte que la propriété annexée à l'établissement des bains se trouve dans cette condition exceptionnelle d'être à la fois française et luxembourgeoise.

Dans cette petite rivière vient s'écouler le trop-plein de la source minérale. Elle est très-poissonneuse, et l'administration se fait un plaisir de réserver le droit de pêche à tous les baigneurs ; pour bon nombre d'entre eux, c'est une distraction très-recherchée et extrêmement agréable.

Les baigneurs trouvent dans le parc un espace plus que suffisant pour leurs promenades quotidiennes : s'ils désirent faire un exercice plus considérable, ils peuvent entreprendre des courses à pied dans les plaines fertiles, dans les belles prairies et dans les bois qu'on rencontre aux portes de l'établissement.

Indiquons rapidement quelques-unes des localités environnantes.

Traversez le pont de Mondorf, vous êtes en France. Un chemin de six kilomètres vous conduit à Rodemack, forteresse aujourd'hui démantelée, mais dont l'histoire a des pages glorieuses. En 1815, une poignée de soldats français y soutint pendant trois jours un siége en règle contre un régiment prussien, et lui fit éprouver des pertes sensibles. Les habitants prirent part à la lutte, et déployèrent dans la défense de leurs foyers un grand courage et un ardent patriotisme.

Revenant de Rodemack dans la direction du nord-ouest, vous trouvez Preisch, la belle demeure du baron Charles de Gargan. Un beau et vaste parc, où l'on admire des arbres séculaires, entoure le château ; ce parc, libéralement ouvert aux visiteurs, est pour les baigneurs de Mondorf une promenade des plus agréables et des plus fréquentées. La chapelle, qui renferme deux tombeaux du xvi° siècle, est ornée de vitraux peints par M. Maréchal, de Metz.

Preisch est en France, à 4 kilomètres de Mondorf.

Un but d'excursion plus rapproché encore est Altwies, que l'on gagne par une route sinueuse à travers une charmante vallée où coule paisiblement le ruisseau frontière.

Entre Mondorf et Altwies, sur le territoire français, se trouve l'hermitage du Castel, bâti sur les ruines d'un camp. C'est un lieu de pèlerinage très-fréquenté chaque année, le lundi de la Pentecôte.

D'Altwies par Filsdorf on arrive à Dalheim (5 kilomètres de Mondorf). Du temps des Romains, le haut plateau de Dalheim était l'emplacement d'un camp retranché auquel aboutissaient cinq voies militaires. L'une de ces voies allait de Dalheim à Metz, et son parcours, aujourd'hui encore, est facilement reconnaissable. Mais du camp lui-même il ne reste plus que de rares vestiges. Une magnifique colonne, surmontée d'un aigle immense, en rappelle le souvenir. La charrue aura bientôt tout nivelé. Et puis le sol a été et est encore bouleversé en tous sens par les chercheurs d'antiquités, souvent payés de leurs peines par de riches trouvailles. Ainsi, en 1842, un habitant de Mondorf, en piochant la terre, a trouvé sous une pierre trois pots remplis de plus de vingt-cinq mille pièces de monnaie de tous les empereurs jusqu'à Constantin-le-Grand.

Du plateau de Dalheim la vue s'étend, d'un côté, vers des hauteurs imposantes, de l'autre, sur des forêts, une plaine immense ou des coteaux onduleux ; et l'on aperçoit même, dans un lointain et vaporeux horizon, la cathédrale de Metz.

Ceux des visiteurs de Mondorf en qui l'excursion de Dalheim aura éveillé le goût de l'archéologie trouveront largement de quoi le satisfaire dans plus d'une gracieuse promenade que nous allons indiquer.

NOTICE ARCHÉOLOGIQUE

sur les environs de Mondorf.

Tout ce pays témoigne, à chaque pas, de la puissance et de la splendeur des Romains. L'histoire en donne clairement l'explication.

Au temps de César, les frontières Est de la Gaule étaient déjà inquiétées par des tentatives d'invasion : sinistres prodromes de l'effroyable débordement humain qui devait, quelques siècles après, causer la chute de l'empire et changer la face du monde.

Ces violations de territoire, réprimées, il est vrai, énergiquement, se reproduisirent avec une gravité et une fréquence telles qu'à la fin du IIIe siècle les empereurs d'Occident Postume, Tétricus, Maximilien Hercule, et surtout Constance Chlore, durent, afin d'être plus à portée de surveiller le Rhin, transporter leur résidence à Trèves.

Le séjour des empereurs dans cette capitale ne pouvait manquer d'y exercer une influence décisive sur la culture des lettres et des arts, sur le commerce et l'industrie.

Vers l'an 367, Trèves, dont les écoles étaient déjà réputées, parvint à l'apogée de sa gloire littéraire. On y parlait latin avec autant et même plus de pureté qu'à Rome, et Ausone, bien que poëte, n'a rien exagéré lorsque, vantant l'excellence du beau pays que la Moselle traverse, il s'écrie :

« Æmula te latiæ decorat facundia linguæ ! »

Ce vers si élogieux s'appliquait aussi à Metz. Metz, en effet, participait dans une large mesure aux bienfaits dont sa rivale était comblée. Elle aussi se montra digne de la faveur impériale, à tel point qu'Ammien Marcellin ne craignit pas de lui donner la palme en mettant les Médiomatriciens au-dessus des Trévires.

Les régions intermédiaires se ressentirent forcément de cette civilisation poussée si loin. Les bords riants de la Moselle, qui offraient aux patriciens un charmant abri contre les chaleurs de l'été, se couvrirent bientôt de somptueux palais et de villas gracieuses.

Igel et Nennig ont conservé jusqu'à nous le souvenir de ces magnificences du passé.

Igel est situé près du confluent de la Sarre et de la Moselle. Le monument que renferme ce village, monument devant lequel s'arrêta longuement le congrès archéologique en 1856, est une construction quadrangulaire, massive, formée d'énormes blocs de grès et d'une hauteur totale de vingt-trois mètres. Le piédestal, les quatre côtés principaux, sont recouverts de bas-reliefs dont les sujets, se reliant sans doute entre eux, constituent une vaste énigme archéologique que vient encore compliquer une inscription lisible en partie seulement, et tout aussi inexpliquée que le reste. Est-ce un monument funéraire? Le tombeau de la célèbre famille *Secundina*? Les mots............SECVNDIN.....

PARENTIBVS .EFVNCTIS de l'inscription semblent autoriser cette supposition. Est-ce un monument élevé par les Secondins en l'honneur d'un empereur? C'est ce qui jusqu'alors n'a pu être résolu d'une manière certaine, et cependant l'érudition n'a pas fait défaut à la question, car tous les ouvrages d'antiquité possibles, anciens ou modernes, signalent et décrivent à l'envi ce grandiose rébus architectural.

Au moins à Nennig la science est-elle plus à son aise. La mosaïque que le hasard y fit découvrir en 1852 se comprend sans peine. Cette mosaïque, vrai chef-d'œuvre d'art et de patience, mesurant 14 mètres de long sur 8 de large, représente divers épisodes des jeux du cirque. Ici, un esclave gaulois, à peu près nu, attaque, avec le trident, un soldat romain abrité derrière son large bouclier ; sur le bras gauche de l'esclave on aperçoit le filet qui doit enserrer l'adversaire, filet dont le *lasso* mexicain n'est que la reproduction amoindrie. Un personnage d'une remarquable expression de figure semble présider à cet étrange combat. Là, deux lutteurs armés de fouets se portent et parent des coups précipités. Plus loin, une tigresse étreint un âne sous ses griffes redoutables ; une lionne blessée arrache le javelot qui vient de la percer, etc., etc. Ces divers tableaux sont reliés entre eux par des fleurons et des arabesques d'une rare élégance. La hauteur moyenne des personnages est d'environ 91 centimètres. Les petits cubes qui composent la mosaïque sont généralement en marbre, quelques-uns sont en pâte vitreuse. Ils ont 1 centimètre de côté. Les fonds des médaillons sont blancs.

Les fouilles, continuées sous les auspices du gouvernement prussien, ont amené la découverte de vastes constructions où l'on croit reconnaître des thermes, un palais, etc.

Nennig est un joli village situé sur la rive droite de la Moselle, vis-à-vis de la petite ville de Rémich, à 10 kilomètres au-dessous de Sierck. Ces deux localités sont reliées entre elles par un pont en pierre récemment construit sur la Moselle, et d'une architecture élégante et sévère. Nennig est le rendez-vous naturel des artistes, des archéologues et des historiens.

Ce serait ici le lieu de parler des nombreuses trouvailles que la pioche de l'ouvrier exhume chaque jour. Malheureusement, pour en dresser un catalogue exact, il faudrait faire des volumes, et surtout avoir à sa disposition une érudition spéciale qui n'est l'apanage que de rares initiés. Il n'est toutefois pas permis de passer sous silence une découverte faite à Vaudrevange en 1851.

C'est tout un musée antique que l'on rencontra fortuitement dans cette localité, située à 2 kilomètres de Sarrelouis. A une très-faible profondeur se trouvaient entassés pêle-mêle une magnifique épée en bronze, des boucliers, différentes armes, des haches, un moule à couler ces haches, des colliers, bracelets, fibules, etc., etc. Ces précieux objets, dans un état incroyable de conservation, et couverts de cette belle patine verte si recherchée des amateurs, furent transportés à Metz où ils firent longtemps l'ornement du beau cabinet de M. V. Simon.

Et à Mondorf même n'a-t-on pas touché aussi à des gisements analogues? Lorsque M. Trotyanne fit construire son magnifique hôtel, les ouvriers découvrirent un squelette de taille colossale, au milieu d'armes d'un poids effrayant pour notre génération. C'était évidemment un chef qui avait péri dans un combat et qu'on avait enterré sur le théâtre de ses exploits. Le nom de *Grand Chef*, donné à l'hôtel, perpétue le souvenir de cette trouvaille.

L'avenir nous révélera sans doute bien d'autres secrets. En attendant, bornons-nous à constater ce fait, désormais à l'abri du doute : le séjour prolongé des Romains et les luttes sanglantes qu'ils eurent à soutenir avec les nationaux et les envahisseurs dans tout le beau pays qui s'étend de Mondorf à Trèves, et de Trèves à Metz.

Constitution géologique.

Un aperçu des principales dispositions géologiques de la contrée est indispensable pour se rendre compte de l'existence, de la situation et de la minéralisation des eaux qui nous occupent. J'emprunte les détails qui suivent à la notice de mon honorable confrère et ami, le docteur Schmidt, de Mondorf.

La vallée de Mondorf est située entre les escarpements du grès de Luxembourg, dans les anfractuosités duquel les marnes et le calcaire du lias se sont déposés. L'établissement des bains se trouve sur le calcaire à gryphites.

Le grès bigarré, d'où jaillissent les sources de Mon

dorf, a été déposé dans une sorte de golfe formé par les terrains de transition de l'Ardenne à l'ouest, de l'Eifel au nord, et du Hundsrück à l'est. M. Walferdin, de Paris, démontre que le grès bigarré, avec ses marnes et argiles, est, dans ces directions, de 175 à 200 mètres plus élevé que le niveau du sol à Mondorf. Cette différence entre le point d'introduction des eaux et celui de leur surgissement à la surface rend parfaitement raison du jaillissement des sources de l'établissement de Mondorf, et confirme complètement les données d'après lesquelles il lui a été possible de prévoir, plusieurs années à l'avance, ainsi que M. Arago l'avait fait de son côté par un autre procédé, l'élévation probable, au-dessus de la surface du sol, de la nappe aquifère de Grenelle.

Le grès de Luxembourg, surtout celui qui se trouve entre Altwies et Mondorf et celui de Dalheim, se distingue par ses nombreux fossiles. Emerange, Burmerange, Ellange, Elvange et Welfrange, villages aux environs de Mondorf, sont situés sur le calcaire à gryphites ; Altwies, Dalheim et Filsdorf sont situés sur le grès de Luxembourg.

Généralement parlant, on peut dire que dans les environs de Mondorf, on a le terrain du lias.

En descendant à Schengen, on passe par les marnes irisées au muschelkalk (calcaire coquiller) sur lequel ce dernier village est situé. Dans la belle vallée comprise entre Schengen et Remich, on rencontre les marnes irisées avec de puissants dépôts de gypse.

Le Stromberg, qui s'étend jusque vis-à-vis de Sierck,

et sur lequel le visiteur a devant ses yeux un magnifique panorama, se compose, de haut en bas, de :

a) Muschelkalk,

b) Dépôts de gypse,

c) Grès bigarré,

d) Quartzite.

Cette dernière roche, qui est extrèmement dure, appartient au terrain de transition du Hundsrück. Elle est exploitée vis-à-vis d'Apach, village français, et sur les hauteurs de Sierck.

Sur le territoire luxembourgeois, à un quart de lieue environ de Schengen, on aperçoit, sur une petite étendue, le grès bigarré qui donne naissance à une source minérale, qui a peut-être de l'analogie avec celle de Mondorf.

On peut dire, en général, que la vallée comprise entre Sierck et Remich est formée de roches appartenant au terrain triasique.

Découverte de la source.

La source thermale de Mondorf est le résultat d'un forage entrepris par une société luxembourgeoise. Commencée le 17 juin 1844 sous l'habile direction de M. Kind, l'opération fut terminée le 16 juin 1846. Cette entreprise avait pour but de rechercher du sel gemme, dont les terrains triasiques de la Moselle offrent de si riches dépôts. Le forage fut poussé jusqu'à une profondeur de 730 mètres, et on ne découvrit point de sel gemme. Mais à 502 mètres avait jailli une source abondante dont la découverte ne fut pas moins précieuse et qui constitue aujourd'hui les eaux thermo-minérales de Mondorf.

Abondance de la source.

La source thermale de Mondorf est d'une abondance extrêmement considérable. Suivant les observations et les calculs de M. Eydt, architecte de l'établissement des bains, elle donne par minute 606 litres d'eau, soit 36,360 litres par heure, et par conséquent 872,640 litres par jour.

Température.

La température de la source de Mondorf a été l'objet des études de M. Van Kerkhoff, aujourd'hui professeur de chimie à l'université d'Utrecht. Le 29 juin 1847, il fit descendre dans le puits, à une profondeur de 502 mètres, deux thermomètres à *maxima*. Retirés après une heure, ces thermomètres marquèrent tous deux une température de + 24° 75 C.

L'expérience renouvelée le 14 janvier 1848 donna identiquement les mêmes résultats.

Les expériences les plus exactes sur la température de la source ont été faites aussi par M. Walferdin, membre de la Société géologique de France. On connaît la rare habileté de ce savant et la perfection des instruments qu'il emploie.

Au mois de décembre 1852, M. Walferdin a plongé dans le puits jaillissant trois thermomètres à déversement, et a trouvé, en trois observations, une moyenne de + 25° 65 C.

Nous nous contenterons de prendre la moyenne des

chiffres donnés par ces deux savants, soit environ 25 degrés centigrades.

Analyse de l'eau de Mondorf. — Classification.

L'analyse de l'eau de Mondorf a été faite avec beaucoup de soin par deux savants d'un grand mérite, MM. Reuter et Van Kerkhoff, qui était alors professeur de chimie à l'Athénée de Luxembourg.

Voici le résultat de ces analyses :

DANS UN LITRE.	M. Van Kerkhoff.		M. Reuter.	
	gr.		gr.	
Chlorure de sodium	8	721200	8	699
— de potassium	0	205900	Traces.	
— de calcium	3	166700	3	054
— de magnésium	0	424000	0	215
Bromure de magnésium	0	098000	Traces.	
Iodure de magnésium	0	000095	»	
Sulfate de chaux	1	641500	1	484
Carbonate de chaux	0	085500	0	034
— de magnésie	0	006400	0	003
— de protoxyde de fer	0	022500	0	015
Sous-phosphate de fer	»		»	
Silice	0	007200	0	005
Acide arsénieux	0	000270	»	
— antimonieux	0	000130	»	
Matières organiques	Traces.		Traces.	
Acide carbonique libre	0	000806	0	1294
Azote	0	000228	»	
Manganèse	Traces.		»	
Alumine	»		»	
	14	380429	13	6384
		14	009	

Il résulte de l'examen du tableau précédent que les eaux de Mondorf doivent être classées parmi les eaux chlorurées sodiques *fortes*.

J'ai pensé qu'il serait intéressant de rapporter ici les analyses des principales eaux chlorurées sodiques, les chiffres ayant une logique bien supérieure à toutes les assertions et à tous les raisonnements.

Il sera facile de se convaincre, par les divers tableaux que nous publions ci-dessous, que les eaux de Mondorf occupent une des premières places parmi les eaux de leur groupe, et qu'elles doivent naturellement être classées parmi les plus actives.

KREUZNACH (Prusse).

Température. . . . . de 10° à 30°.

Source *Élize*.

Acide carbonique.	faible prop.	Carbonate de chaux.	0,2194
	gr.	— de baryum. . . .	0,0012
Chlorure de sodium.	9,4672	Magnésium.	0,0129
— de potassium. . .	0,0805	Oxyde de fer.	0,0163
— de silicium.	0,0792	Phosphate d'alumine.	0,0005
— de calcium.	1,7382	Oxyde de magnésium.	0,0077
— de magnésium. .	0,5287	Silicium.	1,0155
Bromure de magnésium. . .	0,0350		12,1819
Iodure de magnésium. . . .	0,0038	(Liebig).	

HOMBOURG (Hesse).

Température. froide.

Source *Élisabeth*.

	gr.	Carbonate de chaux.	1,431
Acide carbonique libre. . . .	2,810	— de magnésie. . . .	0,262
	gr.	— de fer.	0,060
Chlorure de sodium	10,306	Silice.	0,041
Sulfate de soude.	0,049	Iode.	Traces
Chlorure de magnésium. . . .	1,014		16,985
— de calcium.	1,010	(Liebig).	

NAUHEIM (Hesse élcotorale).

Température...................... 21".

Source *Kurbrunnen.*

Acide carbonique.... prop. consid.

	gr.		
Chlorure de sodium.... .. 14,2000		Carbonate de magnésie.... 0,0050
— de calcium 1,3000		Sulfate de chaux......... 0,1000
— de magnésium... 0,3900		Silice et traces d'alumine . 0,1080
Bromure de magnésium... 0,0050		Arséniate de fer?........ 0,0002
Iode (libre?)............ Traces.		Nitrates alcalins......... / Sels de potasse.........} Traces. / — d'ammoniaque......)
Carbonate de chaux...... 1,4000		Matière organique.... fortes traces.
— de fer........ 0,0260		17,4382

(CHATIN).

SIERCK (Moselle).

DANS UN LITRE.	M. HAUTE-FEUILLE.	M. DIEU.
	gr.	gr.
Chlorure de sodium..................	7 594	8 286
— de potassium...............	0 443	0 054
— de calcium.................	2 786	2 281
— de magnésium...............	0 269	0 296
Bromure de magnésium..............	Non dosé.	0 091
Iodure de magnésium................	—	Faible trac.
Sulfate de chaux..'.................	0 736	1 388
Carbonate de chaux.................	0 325	0 233
— de magnésie..............	0 122	0 042
— de protoxyde de fer..........	Non dosé.	0 034
Sous-phosphate de fer..............	0 018	»
Silice............................	0 .021	0 014
Acide arsénieux...	»	»
— antimonieux................	»	»
Matières organiques.......	Traces.	Faible trac.
Acide carbonique libre..............	»	»
Azote............................	»	»
Manganése..., ...	»	Traces.
Alumine.........................	»	Traces.
	12 314	12 719
	12 516	

SALINS (Jura).

Température...................... froide.

Puits à Muire (source de la *Grotte A-1°*).

	gr.		
Carbonate de chaux.......	0,093	Sulfate de chaux...........	0,573
— de magnésie.....	0,004	— de magnésie.......	0,873
Chlorure de magnésium....	0,222	— de potasse.........	0,035
— de potassium.....	0,390	— de soude..........	0,307
— de sodium.......	27,416	Bromure de potassium.....	0,067
			29,990

Les eaux de *Salins* ne peuvent guère être employées qu'à l'extérieur.

(Durand-Fardel).

BALARUC (Hérault).

Température...... variable de 40 à 50°.

(De Laurès).

	gr.		
Carbonate de chaux.......	0,370	Chlorure de magnésium....	1,074
— de magnésie.....	0,030	Bromure de sodium.......	0,003
Sulfate de chaux.........	0,803	— de magnésium....	0,032
— de potasse........	0,053	Silicate de soude.........	0,013
Chlorure de sodium.......	6,802	Oxyde de fer............	Traces
			9,080

(Marcel de Serres et Figuier).

BOURBONNE-LES-BAINS (Haute-Marne).

Température, source *de la Place*........ 58°,75

—   —   *des Bains civils*...... 57,75

—   —   *des Bains militaires*. 56,00

Acide carbonique........ .	18	Sulfate de potasse.... ...	0,149
Oxygène...	4,51	Chlorure de sodium.......	5,771
Azote...	77,49	— de magnésium...	0,392
	100,00	Bromure de sodium.......	0,065
	gr.	Silicate de soude.........	0,120
Carbonate de chaux.......	0,108	Alumine...............	0,030
Sulfate de chaux........ ...	0,899		7,546

(Mialhe et Figuier).

NIEDERBRONN (Bas-Rhin).

Température...................... 71°,80

cc.

Azote. 17,66

Acide carbonique................. 10,64

28,30

(ROBIN).

	gr.		
Chlorure de sodium.......	3,070	Carbonate de magnésie. ...	
— de magnésium....	0,288	Alumine.	Traces
— de potassium.....	0,260	Oxyde de magnésie.......	
— de calcium.......	0,825	Silicate de soude........	
Carbonate de chaux.......	0,120	Sulfate de chaux.........	0,090
— de protoxyde de fer	0,091		4,784

(MIALHE ET FIGUIER).

WIESBADEN (Nassau).

Température...................... 67°,5.

Source *Kochbrunnen*.

GAZ :

Acide carbonique combiné avec les carbonates simples de manière à former des

gr.

Bicarbonates...................... 0,1916

Acide carbonique libre.............. 0,3165

Acide carbonique supposé libre....... 0,5082

Azote. 0,0020

0,5102

PARTIES SOLIDES SOLUBLES PAR L'EAU PURE.		PARTIES SOLIDES INSOL. PAR L'EAU PURE, SOLUBLES PAR L'ACIDE CARBONIQUE.	
	gr.		gr.
Chlorure de sodium......	0,8356	Carbonate de chaux......	0,4180
— de potassium....	0,1458	— de magnésie...	0,0103
— de silicium.....	0,0001	— de baryte.....	Traces.
— d'ammonium....	0,0167	— de strontiane..	
— de calcium......	0,4709	— ferreux........	0,0056
— de magnésium...	0,2039	— de cuivre...	Faib. traces
Bromure de magnésium...	Vestiges.	— manganeux....	0,0005
Sulfate de chaux........	0,0902	Phosphate de chaux......	0,0003
Acide silicique..........	0,0599	Arséniate de chaux.......	0,0001
Substances organiques..	Faib. traces	Azote conten. de l'ac. silic.	0,0005
		Substances organiques......	Traces
			8,26266

(FRESENIUS).

SODEN (Nassau).

Source N° 6.

Température........... .... 18°.

	gr.		
Chlorure de sodium.. ...	14,327	Carbonate de chaux.......	0,540
— de magnésium....	0,311	— de magnésie.....	0,108
— de potassium.....	0,207	— de protox de fer.	0,045
Sulfate de chaux.........	0,094	Alumine..............	Traces
			15,691

(Figuier et Mialhe).

Ainsi que nous l'avons dit, l'étude comparative de ces chiffres offre un grand intérêt ; elle démontre clairement que Mondorf n'a rien à envier à ses congénères, sous le rapport de la richesse de sa minéralisation. La somme des chlorures est plus forte chez quelques-unes, il est vrai ; mais celles-là, comme le fait judicieusement remarquer M. Durand-Fardel, n'ont qu'un emploi fort restreint pour l'usage interne. Cet inconvénient n'existe pas pour l'eau de Mondorf. Elle est, au contraire, parfaitement tolérée par l'estomac, ainsi que nous aurons l'occasion de le voir dans le chapitre suivant.

Ce n'est pas seulement par la grande proportion des principes salins que se distingue l'eau de Mondorf ; elle est également remarquable par sa richesse en bromure de magnésium. Sous ce rapport elle occupe certainement le premier rang parmi ses congénères. Il suffit, pour s'en convaincre, de jeter un coup d'œil sur les différents tableaux analytiques que nous avons reproduits.

Lorsqu'on examine l'eau de Mondorf à la source, on

remarque un fort bouillonnement dû à un dégagement abondant de gaz qui s'effectue sous forme de grosses bulles venant crever à la surface du liquide.

Ce gaz est composé d'acide carbonique et d'azote, dont la quantité est très-considérable.

La présence de ce dernier gaz, rarement signalé dans les eaux minérales, mérite de fixer l'attention des observateurs. Un médecin allemand, dont je regrette de ne pas me rappeler le nom, avait même proposé, en raison de ce fait, de classer la source de Mondorf parmi les eaux *thermales azotées*. Il nous paraît plus rationnel et plus logique de la ranger dans la classe des eaux *bromo-chlorurées sodiques*; c'est là, évidemment, sa place naturelle.

ACTION THÉRAPEUTIQUE

EAUX DE MONDORF

—— —

Considérations générales.

L'étude de la composition d'une eau minérale suffit presque toujours, disent certains hydrologistes, pour en faire connaître les effets thérapeutiques. Cette proposition est beaucoup trop absolue. Cependant s'il est vrai que la connaissance des propriétés médicales d'une source thermale ne découle pas nécessairement de celle de ses éléments constituants, il est incontestable aussi qu'en hydrologie l'analyse chimique fait souvent pressentir les propriétés thérapeutiques.

Les analyses de l'eau de Mondorf y démontrent la présence de principes minéralisateurs, qui conduisent à penser, tout d'abord, qu'elles doivent être principalement employées pour combattre les manifestations de la diathèse scrofuleuse, et toutes les affections qui

3

naissent sous l'empire de la constitution lymphatique. Là toutefois ne se borne pas l'action des eaux de Mondorf, et plus loin je publierai quelques observations qui démontrent qu'elles ont incontestablement d'autres propriétés spéciales.

Propriétés physiques

L'eau de Mondorf est parfaitement limpide, incolore et inodore. D'une saveur franchement salée et légèrement amère, elle est très-facilement tolérée par l'estomac, et cette propriété, elle la doit à la grande quantité d'acide carbonique qu'elle tient en dissolution. Placée dans un vase, à l'air libre, elle laisse échapper une partie des gaz qu'elle contient, perd de sa limpidité, contracte alors une légère odeur hépatique et laisse déposer un précipité de carbonate de fer ; ce dépôt ocracé fait naturellement effervescence avec les acides.

Effets physiologiques. — Modes d'administration.

L'eau de Mondorf produit sur l'organisme des effets qui diffèrent suivant qu'elle est administrée à petite dose ou à dose élevée. Prise à petite dose elle agit à la façon des médicaments altérants, toniques, reconstituants. A dose plus élevée, au contraire, elle produit des effets purgatifs. Certes, son activité purgative ne peut être comparée à celle des eaux de Pullna, de Sedlitz, Frederichshall ; mais elle est incontestable, et quand on réfléchit au parti que la thérapeutique a su tirer des propriétés laxatives de certaines eaux chlorurées sodiques, on est en droit d'espérer que la source de Mondorf acquerra, dans l'avenir, une réputation au moins égale à celle des sources de Nauheim, Kreuznach, Hombourg, etc., au premier rang desquelles la place sa riche minéralisation.

Comme mon excellent ami le docteur Dieu, de Metz, je ne crois pas qu'une eau minérale agisse en vertu de la présence ou de la prédominance de tel ou tel principe minéralisateur. Je ne crois pas surtout qu'elle ait autant de propriétés qu'elle possède de principes différents. J'ai la conviction, au contraire, que la combinaison des éléments minéralisateurs est telle qu'elle forme un *tout thérapeutique*, et que c'est par leur *ensemble hydrologique*, pour me servir de l'heureuse expression de mon savant confrère, qu'agissent toutes les eaux minérales à quelque classe qu'elles appartiennent.

Il y a cependant une grande différence, comme le dit le docteur Verjon, inspecteur adjoint des eaux de Plombières, entre attribuer à une eau minérale autant de vertus spéciales qu'elle renferme de principes minéralisateurs, et méconnaître le rôle des principes dominants. Telle n'est pas non plus ma pensée. Je sais parfaitement que l'iode, le brome, le fer, le chlorure de sodium, sont les meilleurs antiscrofuleux que l'on connaisse, et je suis convaincu aussi que c'est à la présence de ces éléments constituants que, de même que toutes les eaux bromo-chlorurées sodiques, la source de Mondorf doit son importance dans le traitement des différentes formes des affections lymphatiques et scrofuleuses.

L'eau de Mondorf s'emploie à l'intérieur et, selon les doses, elle produit, avons-nous dit, soit des effets purgatifs, soit des effets altérants, toniques, reconstituants.

Pour obtenir une action purgative un peu prononcée, il est nécessaire d'élever la dose de l'eau minérale à 4, 5, 6 verres, pris à dix ou quinze minutes d'intervalle ; quelquefois même ce n'est que le deuxième ou le troisième jour que l'effet purgatif se manifeste. En général, les selles sont copieuses, très-bilieuses, et accompagnées, chez quelques personnes seulement, de coliques légères mais de courte durée. J'aurai l'occasion de citer des faits où l'action purgative des eaux de Mondorf a été heureusement mise à profit pour combattre différentes sortes d'états morbides.

Quand on se propose de produire des effets toniques reconstituants, le mode d'administration de l'eau est tout différent. Ici la condition essentielle est qu'elle soit *absorbée*. Il importe dès lors de l'administrer à faible dose et avec prudence, et il faut bien se garder de provoquer des effets purgatifs, dont le moindre des inconvénients serait d'être, sinon nuisibles, tout au moins intempestifs.

Pour agir favorablement, il est de toute nécessité, je le répète, qu'elle soit absorbée. Dans ces conditions son action sur l'organisme est essentiellement dynamique. Cette action est telle que le docteur Dieu, parlant de l'eau de Sierck, dont la composition est à peu près identique, la compare à celle du sulfate de quinine dans les fièvres intermittentes, et du mercure dans la syphilis constitutionnelle.

Pour produire ces effets dynamiques, quel est le mode d'action de l'eau minérale de Mondorf? il est double, selon moi : d'un côté, elle s'attaque à la constitution par la pénétration dans l'organisme de ses éléments bromurés, iodurés et salins ; de l'autre, elle réagit avec le plus grand avantage sur les fonctions digestives. Elle réveille l'activité fonctionnelle de l'estomac, provoque l'appétit, favorise l'assimilation et dispose l'organisme à profiter des ressources fournies par l'hygiène alimentaire. Sous ce rapport, nul ne conteste les vertus spéciales des eaux chlorurées sodiques. Je sais bien que la matière médicale est riche en médicaments toniques, résolutifs, antiscrofuleux, en tête desquels figurent l'huile de foie de morue, l'iodure de fer, etc. ; mais, ainsi que je l'ai déjà dit dans une lettre médicale sur les eaux de Sierck, ne rencontrons-nous pas tous les jours des individus chez lesquels les médicaments altérants ne produisent pas ou presque pas d'effet, par la raison bien simple que, chez eux, l'estomac se refuse à toute alimentation, qui est l'auxiliaire indispensable de toute médication anti-strumeuse? Disons plus : l'usage longtemps continué de l'huile de foie de morue et des médicaments analogues a pour effet ordinaire de provoquer un insurmontable dégoût, de l'inappétence, et une véritable dyspepsie. L'eau de Mondorf, au contraire, jouit de l'heureuse propriété de stimuler l'appétit, de favoriser les fonctions de l'estomac, en sorte qu'indépendamment des vertus antilymphatiques qu'elle possède incontestablement, elle permet en outre aux malades d'user d'aliments reconfortants, sans lesquels il n'y a pas, je ne saurais trop le répéter, de médication antistrumeuse réellement efficace.

« Il ne suffit pas, dit le docteur de Crozant, de donner aux constitutions détériorées une alimentation substantielle, un air pur, et les bienfaits de la lumière solaire ; pour que ces immenses avantages profitent, il faut que l'appétit soit bon, les digestions bonnes, et que la peau remplisse ses fonctions. »

Relativement au genre d'alimentation qui convient aux constitutions affaiblies, j'ai besoin de m'expliquer. A cet égard, je partage depuis longtemps l'opinion de M. le docteur Dieu. Il y a bien des années que, comme lui, j'ai renoncé à l'idée qu'il faut, nécessairement, absolument, nourrir les individus affaiblis, les cachectiques, avec des viandes noires, rôties ou grillées. *L'aliment qui nourrit, qui répare les forces, c'est celui qui est digéré*, voilà une vérité physiologique qui plane bien au-dessus de toutes les théories les plus séduisantes, et qui doit guider le médecin dans la prescription du régime alimentaire. Il devra toujours tenir compte des goûts, des désirs et de l'instinct de ses malades, et leur laisser une grande latitude dans le choix de leurs aliments, pourvu que ceux-ci soient facilement digérés et assimilés.

Loin de moi, cependant, la pensée de nier que les viandes rôties ou grillées ne constituent la meilleure alimentation pour les sujets lymphatiques ou scrofuleux ! Mais pourquoi imposer à un pauvre cachectique l'obligation de manger des aliments qui lui inspirent un insurmontable dégoût? Ne savons-nous pas tous que ce que l'on mange avec répugnance n'est pas toléré par l'estomac? Or, avant tout et par-dessus tout, il importe que le malade digère les aliments dont il fait usage. C'est ainsi qu'avec les médicaments appropriés et les bonnes conditions hygiénique, le régime alimentaire concourt à relever la nutrition, quand elle languit, et qu'il contribue à lui communiquer une énergique et salutaire impulsion.

Les médecins qui, comme je l'ai fait pendant seize ans, exercent la médecine à la campagne, savent à quoi s'en tenir à cet égard. Ils constatent tous les jours que leurs convalescents, leurs cachectiques, pour recouvrer les attributs de la santé, ont bien plus souvent recours aux légumes, au lait caillé, au fromage blanc, etc., qu'aux viandes faites, préparées selon les règles de l'art culinaire.

L'effet tonique des eaux minérales de Mondorf s'obtient, ai-je dit, à la condition qu'on les administre à faible dose. Deux verres par jour, pris un le matin et l'autre le soir, avant les repas, telle est la dose habituelle. Souvent même je débute par un quart ou un demi-verre par jour, et jamais je ne vais au delà de trois verres dans les vingt-quatre heures.

Indépendamment de l'action purgative et des vertus antiscrofuleuses que possède l'eau minérale de Mondorf, elle jouit encore d'une autre propriété qui, bien qu'elle ne se manifeste pas également chez tous les individus, n'en est pas moins très-importante et très-digne de fixer l'attention : elle agit puissamment sur

la sécrétion urinaire. A de très-rares exceptions près,
l'hypersécrétion qu'elle provoque est remarquable et
souvent abondante, et elle se produit dès les premiers
jours de l'emploi de l'eau minérale. Aussi serait-il
imprudent d'en permettre l'usage interne aux personnes
affectées de paralysie de la vessie avec rétention d'urine
ou de dysurie par obstacle mécanique.

Cette propriété diurétique est, au contraire, fort heureusement mise à profit toutes les fois que l'on veut
combattre la gravelle; je connais un très-bel exemple de
l'efficacité des eaux de Mondorf en cette circonstance. Il
s'agit d'un homme de 50 ans, maître d'hôtel, qui, depuis
quatre ans, a été atteint de plusieurs accès de coliques
néphrétiques, et qui, de temps en temps, et surtout
après chaque accès, rendait une quantité considérable
de petits graviers d'un rouge-jaunâtre, dont quelques-
uns avaient la grosseur d'une tête d'épingle (*gravelle
urique*). Ce qui le tourmentait surtout, c'était une douleur continuelle et plus ou moins vive, siégeant à la
région lombaire. L'année dernière, il fit usage pour
la première fois de l'eau de Mondorf. Il commença
par en prendre trois verres tous les matins. Dès les
premiers jours, la médication minérale produisit un
puissant effet diurétique, et cette hypersécrétion urinaire fut accompagnée de l'issue d'une énorme quantité
de graviers. Un autre résultat, non moins remarquable,
et qui n'était que la conséquence du premier, fut, pour
ce malade, de se voir débarrassé entièrement de ses
douleurs lombaires qui depuis longtemps le condam-
naient à l'inaction et au repos. Dans le courant du mois

de janvier dernier (1866), il fut pris d'une nouvelle attaque de coliques néphrétiques, et le surlendemain il rendit encore une quantité notable de graviers. En même temps reparut sa douleur de la région des reins qui a persisté depuis avec plus ou moins d'intensité.

Au mois de juin suivant, il recommença son traitement thermal sous ma direction. Dès les premiers jours, les effets diurétiques se manifestèrent comme l'année précédente, et les résultats furent identiques Je dois ajouter qu'indépendamment de l'eau prise en boisson, le malade prenait tous les jours, ou tous les deux jours, un bain minéral chauffé à 32 degrés centigrades et d'environ trois quarts d'heure de durée.

Cette observation et d'autres, que je possède, prouvent que les eaux de Mondorf sont réellement efficaces dans la gravelle.

Comment agissent-elles en pareil cas? Est-ce en dissolvant, en désagrégeant les calculs, comme le prétendait Petit pour les eaux de Vichy? Non, certainement. Par le fait de l'hypersécrétion urinaire qu'elle provoque, elles déterminent une sorte de lixiviation; elles entraînent, elles chassent les graviers. Elles déblayent et lavent, pour ainsi dire, les reins, les urétères et la vessie. Quant à une action dissolvante, une action chimique quelconque sur les graviers, elle ne saurait être admise.

Bains et Douches.

Comme la plupart des eaux minérales, celles de Mondorf sont aussi employées en bains et en douches.

L'opinion, généralement pour ne pas dire universellement reçue, est que les eaux chlorurées sodiques ont, quant à l'usage externe, deux modes d'action différents. Elles agissent, d'une part, par la pénétration dans l'organisme de leurs principes constituants, de l'autre, par une stimulation de la peau, dont elles activent et favorisent les fonctions. Et cependant, pour beaucoup d'auteurs, rien n'est moins clairement démontré que l'absorption cutanée dans le bain. Médecins et physiciens ont discuté sur cette matière, et, bien que du choc des discussions naisse la lumière, il faut bien reconnaître que sur cette question la lumière ne s'est pas encore faite très-nettement, et de façon à dissiper toute espèce de doute. Pour les médecins d'Aix en Savoie, « la cure thermale ayant été faite avec soin, « l'économie aura été saturée par les éléments minéraux « renfermés dans les sources, et le malade part « emportant dans ces liquides en circulation des « masses atomiques de puissances thermales qui, « charriées par son sang et déposées bientôt dans les « cellules organiques, interviendront pour modifier la « constitution et donner une impulsion particulière à la « nutrition interstitielle. » Cette opinion doit être rapprochée de celle d'un savant très-distingué, M. Herpin, de Metz, et qu'il formule en ces termes : « Mise en « contact avec la peau, l'estomac et les divers tissus « de l'économie, l'eau les humecte, les imbibe, les « pénètre comme une éponge, les traverse comme un « filtre, etc. (1). » L'opinion de la plupart des hydro-

(1) J. Ch. Herpin (de Metz). *Études médicales et statistiques sur les principales sources d'eaux minérales, etc.* Paris, 1856.

logistes allemands est tout aussi catégorique que celle des auteurs que je viens de citer ; tous croient à la réalité de l'absorption cutanée.

Tout récemment, M. le docteur Scouttetten a émis une opinion diamétralement opposée (1). Suivant ce savant distingué, l'électricité est la cause principale de l'action des eaux minérales sur l'organisme, et il n'y a pas d'absorption par la peau quand le corps de l'homme est plongé dans un bain ; bien plus, cette absorption est absolument impossible. Voici, du reste, les propositions dans lesquelles cet auteur formule son opinion :

« La peau absorbe à moins qu'un obstacle physique ne s'oppose à l'accomplissement de cette importante fonction ; l'obstacle est l'huile secrétée par les follicules sébacés et s'étendant sur toutes les parties de la peau.

« Tous les corps qui peuvent dissoudre cette huile ou s'unir à elle sont absorbables lorsqu'ils sont à un état convenable de division moléculaire.

« L'eau n'étant pas miscible à l'huile, l'absorption cutanée ne peut s'accomplir lorsque l'homme est plongé dans le bain.

« Les eaux minérales et les sels qu'elles tiennent en dissolution ne pouvant être absorbés par la peau, on ne saurait admettre la théorie qui leur accordait le mérite des guérisons obtenues. Il faut donc reporter à l'électricité dynamique, qui se manifeste au contact de

______

(1) *De l'électricité considérée comme cause principale de l'action des eaux minérales sur l'organisme*, par H. Scoutetten. (Paris, 1864).

l'eau avec la peau, et dont nous connaissons actuellement l'origine et le parcours dans l'organisme, les actions thérapeutiques des eaux minérales. »

Un des membres les plus distingués de l'Académie de médecine de Paris, M. Roche, dans ses *Lettres sur le choléra* et dans un travail très-intéressant, publié dans l'*Union médicale*, a discuté, avec son talent habituel, et une remarquable lucidité, toutes les observations publiées en faveur de l'absorption cutanée, et il a conclu à la non-absorption.

Ainsi voilà deux opinions absolues et diamétralement opposées : pour les uns, l'absorption par la peau dans le bain est évidente, facile ; pour les autres, elle est complètement nulle ; bien plus, elle est absolument impossible. Entre ces extrêmes se placent les médecins qui admettent l'absorption cutanée dans certaines conditions et dans certaines limites.

Ainsi, d'après M. Kuhn, qui a étudié cette question avec le plus grand soin, l'absorption cutanée varie suivant la température du bain. Voici quelques-unes de ses conclusions :

1° Les bains chauds provoquent l'exhalation des parties aqueuses du sang ; les bains frais sollicitent l'absorption de l'eau ; les bains simplement tièdes ou indifférents déterminent une espèce de stase ou d'état intermédiaire entre l'absorption et l'exhalation.

2° Les bains chauds favorisent l'imbibition des sels et leur introduction dans la masse sanguine ; les bains frais empêchent l'absorption des sels.

3° Et, *vice versâ*, les bains chauds arrêtent l'exhalation des principes salins du sang ; les bains froids la favorisent.

4° Tous les mouvements d'exhalation ou d'absorption gagnent en intensité à mesure que la température du bain s'écarte de l'indifférente.

5° La quantité de sels absorbés (dans les bains chauds) est toujours en raison du degré de saturation du bain.

Les recherches de MM. Duriau, Homolle, Willemin, etc., démontrent que l'eau peut être absorbée par le tégument externe.

M. Demarquay s'est livré à une étude spéciale sur ce sujet. Ses premières recherches l'avaient fait conclure comme M. Roche ; des recherches plus récentes et multipliées ont modifié sa manière de voir. Il admet aujourd'hui l'absorption dans le bain, mais dans des conditions tout à fait exceptionnelles. Les expériences qu'il a faites en mettant dans un bain jusqu'à 150 grammes d'iodure de potassium lui ont démontré que les urines des individus, qui étaient restés pendant une heure dans un bain de cette nature, ne contenaient que des traces d'iodure de potassium, absolument comme les urines de ceux qui n'avaient pris que quelques centigrammes, voire même quelques milligrammes de ce sel ; d'où il conclut que les bains minéraux doivent être considérés comme des modificateurs puissants de la surface externe du corps, mais non comme des moyens de faire pénétrer dans la masse sanguine les éléments minéralisateurs qu'ils contiennent. Un de nos physiologistes les plus éminents, M. Jules

Béclard, regarde l'absorption des liquides par la peau comme certaine, bien qu'elle soit assez difficile à démontrer. Lorsque le corps est plongé dans un bain, dit-il, l'épiderme s'imbibe, se ramollit, et le liquide finit, à la longue, par pénétrer dans les vaisseaux qui circulent dans les couches superficielles du derme, et par s'introduire ainsi dans la masse du sang Il ajoute : « Lorsque l'eau du bain renferme des substances dissoutes, des sels solubles par exemple, l'eau absorbée en entraîne avec elle, mais dans de très-faibles proportions. »

Mon opinion personnelle, en pareille matière, est d'une bien mince valeur, je le sais ; il est cependant une observation que je crois devoir faire. Un fait m'a souvent frappé, c'est celui-ci : si l'on applique, sans exercer la moindre friction, sur la peau des paupières ou du front une solution de sulfate d'atropine, cette application est inévitablement suivie de la dilatation des pupilles, et cette dilatation persiste deux et même trois jours. Cette expérience, facile à faire, produit toujours le même résultat. Je me demande donc pourquoi la peau du corps plongé dans un bain n'absorberait pas, quand une faible portion du tégument externe absorbe dans les conditions dont je viens de parler. J'avoue très-franchement qu'en présence d'un fait semblable je me garderais bien de me plonger dans un bain qui tiendrait en dissolution une forte dose d'un sel toxique quelconque.

Je crois donc à l'absorption des liquides par la peau ; mais s'ensuit-il que j'admette que l'action des eaux minérales administrées en bains et en douches repose en grande partie sur l'absorption cutanée, sur la pénétration des principes minéraux dans l'organisme? Non, certainement. A cet égard, je partage l'opinion de M. Demarquay : pour moi, comme pour ce savant chirurgien, les bains minéraux, les douches minérales, agissent surtout en stimulant les fonctions de la peau par leurs propriétés physiques et chimiques bien plus qu'en faisant pénétrer dans la masse du sang les principes constituants de l'eau minérale. En un mot, je crois que l'action des eaux minérales employées à l'extérieur se réduit presque tout entière à une question d'hydrothérapie.

Il y a longtemps qu'on l'a dit : la peau est le plus grand émonctoire de l'économie; stimulez ses fonctions, activez ses sécrétions par l'usage externe des eaux minérales rationnellement appliquées, et vous produirez, dans le traitement des maladies chroniques, des résultats que vous demanderiez vainement aux agents si nombreux que fournit la matière médicale.

A mon sens, ce que l'on doit chercher à provoquer par l'application externe de l'eau minérale, c'est la stimulation cutanée, c'est l'action excitante, comme en hydrothérapie. Certes, l'action n'est pas identique, car la condition essentielle de l'hydrothérapie rationnelle et efficace, c'est la température froide et constante de l'eau, et il n'en est pas ainsi de la plupart des eaux thermales et des eaux de Mondorf en particulier dont la température est de + 25°. Il y a cependant une certaine analogie dans les résultats obtenus, et pour l'explication de ce fait la composition chimique doit être prise en considération.

Si les eaux de Mondorf ne remplissent pas les conditions voulues pour faire de l'hydrothérapie véritablement rationnelle, il faut reconnaître que, par leur riche minéralisation, par la quantité considérable de chlorure de sodium et d'acide carbonique qu'elles contiennent, elles exercent, toutes choses étant égales d'ailleurs, une action excitante plus prononcée que les eaux simples. Entrez dans un bain à Mondorf et vous constaterez que le premier effet obtenu est une sensation de froid à la périphérie du corps, un sentiment de refoulement des liquides dans les grandes cavités et principalement dans les organes thoraciques. En un mot, il se produit un mouvement de retrait du sang qui abandonne la peau, le tissu cellulaire sous-cutané et les autres parties superficielles pour se porter vers les organes profonds. Après cinq ou six minutes, la réaction se manifeste: le calme renaît; la chaleur se répand sur la peau et une sensation de bien-être et de vigueur fait place au sentiment pénible de refroidissement initial. Le résultat sera bien plus complet si, dès que la sensation de chaleur a fait place au premier sentiment de froid, vous sortez du bain et qu'après vous être essuyé et frictionné le corps, vous vous livrez à une promenade à pas rapides. Si, au contraire, vous continuez de rester dans le bain, cet état de bien-être dont nous venons de parler dure de quinze à vingt minutes, puis il diminue graduellement et bientôt le froid se fait de nouveau sentir. C'est ce renouvellement du froid qu'il faut surtout éviter dans le traitement par les eaux de Mondorf. Aussi les bains doivent être de courte durée (10, 15, 20 minutes).

Ainsi, en résumé, effets excitants et révulsifs, action hydrothérapique caractérisée par une sensation de retrait du sang de la périphérie du corps vers les organes profonds, puis sentiment de détente générale, de chaleur sur la peau, activité plus grande de la circulation capillaire, stimulation des fonctions de la peau auxquelles on imprime un surcroît d'activité: tel est, à mon sens, le mode d'action principal des eaux chlorurées sodiques de Mondorf appliquées extérieurement. ·

Sous ce rapport, mon opinion peut être rapprochée de celle de deux de nos hydrologistes les plus distingués : « Ce n'est pas autant par l'absorption, dit M. Kuhn, que par une certaine force dynamique, que les bains salins agissent dans la grande majorité des cas. Ils exercent leur impression stimulante sur toute l'étendue de la peau avec laquelle ils se trouvent en contact; ils en réveillent la vitalité, ils l'excitent, la congestionnent et y produisent souvent un exanthème, une éruption de petits boutons (*poussée*). En éparpillant ainsi d'une manière uniforme sur toute la périphérie un certain mouvement fluxionnaire et d'excitation, ils parviennent à dissiper, par une sorte de pouvoir révulsif, des congestions ou des irritations circonscrites dans un ou plusieurs points de l'organisme. Ce mouvement excitateur-révulsif constitue un des grands leviers de la médication thermale. » (1).

« Si vous considérez la peau, dit M. Durand-Fardel,

(1) Kuhn. *Eaux laxatives de Niederbronn.*

non pas seulement comme un agent d'absorption,
comme un moyen de perméabilité, mais surtout comme
un organe dont les fonctions sont les plus importantes
à relever, et à cause de sa vaste surface, et à cause de
la solidarité qui unit son intégrité à celle des autres
fonctions, et en particulier des fonctions digestives ; si
vous la considérez encore comme une surface de révulsion sur laquelle vous essayez de développer une
suractivité passagère, alors vous comprendrez tout le
parti que l'on peut tirer des moyens nombreux que
possèdent les établissements thermaux. » (1).

En résumé, les eaux chlorurées sodiques de Mondorf,
qu'elles soient administrées seulement en boisson, ou
que l'on en fasse à la fois un usage interne et externe,
jouissent de propriétés spéciales fort remarquables ; elles
constituent certainement un des plus puissants modificateurs des constitutions détériorées et de la diathèse
scrofuleuse. Le praticien peut sûrement compter sur leur
action ; mais cela ne doit pas le dispenser de mettre
conjointement à profit les ressources de son art pour
combattre les diverses manifestations morbides, les
accidents locaux, ni d'avoir recours à tous les adjuvants
que lui fournissent la matière médicale et l'hygiène.
Quelques faits cités plus loin viendront à l'appui de
cette proposition.

Adjuvants. — Moyens accessoires.

Nous venons de voir que le médecin peut sûrement

(1) Durand-Fardel. *Essai sur l'action thérapeutique des
eaux de Vichy.*

compter sur les vertus énergiques des eaux de Mondorf
dans certaines conditions que nous avons déterminées,
et nous avons ajouté que cela ne le dispense pas d'avoir
recours conjointement à toutes les ressources que lui
fournit son art. Il doit, en effet, mettre en usage tout
ce qui peut venir en aide à la médication thermale,
tout ce qui peut hâter ou favoriser la guérison des
maladies.

Les moyens employés pour compléter l'action du
traitement thermo-minéral et destinés à en étendre et
multiplier les effets, sont désignés en hydrologie sous
le nom d'*adjuvants*. Telles sont : la cautérisation transcurrente, si avantageusement employée dans le traitement de certaines arthropathies, dans les tumeurs
blanches, etc. ; l'électricité, à laquelle il est indispensable
d'avoir recours pour combattre certaines paralysies,
surtout les paralysies rhumatismales ; les préparations
ferrugineuses, qui viendront si puissamment en aide à
la médication minérale pour combattre la chlorose et
l'anémie, ainsi que les divers phénomènes pathologiques
qui en dépendent, etc.

Il convient aussi d'associer à l'usage des eaux minérales certaines pratiques presque complètement négligées
aujourd'hui, et qui ont assurément une utilité incontestable. Ainsi, le massage, les frictions sèches ou
stimulantes et aromatiques, en activant la circulation
capillaire dans les parties soumises à leur action,
contribuent puissamment à la résolution des engorgements chroniques, des tuméfactions articulaires
de nature rhumatismale. Ces moyens réveillent les

fonctions de la peau, assouplissent les muscles et les articulations et en facilitent les mouvements.

Certaines circonstances d'hygiène générale, comme le climat, l'altitude, etc., etc., peuvent elles-mêmes être considérées comme de précieux adjuvants du traitement thermal.

Il est des moyens *accessoires* qui, bien que d'une utilité secondaire, peuvent cependant rendre de grands services, et qu'il importe de ne pas négliger ; tels sont les lotions, les lavements, les injections.

Les lotions seront indiquées dans certaines maladies cutanées de la face, dans certaines affections chroniques des yeux et des paupières, dans la blépharite glandulo-ciliaire, etc.

Les lavements peuvent être mis en usage, soit pour faire absorber l'eau minérale, soit pour stimuler les sécrétions et favoriser les contractions des intestins. Dans le premier cas, il faudra n'administrer que de petits lavements ; dans le second, il convient de donner le lavement entier, et si l'effet purgatif ne se produit pas assez facilement, on fera bien d'y ajouter une certaine dose de sel de cuisine, une ou deux cuillerées, par exemple.

On sait tout le parti que l'on peut tirer de l'usage des injections dans les affections utérines. Je n'y insisterai pas.

Il peut arriver que l'effet purgatif de l'eau minérale de Mondorf soit lent et difficilement produit malgré les hautes doses auxquelles elle est administrée. Dans ce cas, il faut ajouter à un ou deux verres d'eau minérale une petite quantité de sulfate de soude ou de magnésie, ou bien administrer concurremment un verre d'eau de Pullna, de Seidchutz ou de Frederichshall. De cette façon, les exonérations intestinales sont faciles et abondantes.

Conditions hygiéniques. — Régime alimentaire.

Deux ordres de moyens peuvent être mis en usage pour combattre les diverses manifestations morbides et arriver au rétablissement de la santé : les uns sont du domaine de la thérapeutique, les autres se rapportent aux pratiques de l'hygiène. Suivant les diverses circonstances, dépendant soit de l'état morbide, soit de la constitution des malades, ces deux ordres de moyens peuvent être usités simultanément ou séparément.

C'est principalement dans le traitement des maladies chroniques, auxquelles s'adresse surtout la médication thermale, que les divers agents qui constituent la matière de l'hygiène, atmosphère, exercices, aliments, etc., sont appelés à jouer un grand rôle et concourent puissamment, avec les propriétés thérapeutiques des eaux minérales, à remettre l'organisme altéré dans des conditions normales.

« Il est difficile, dit M. Durand-Fardel, dans l'étiologie et la pathogénie si complexes de la plupart des maladies chroniques, de ne pas faire jouer un rôle considérable aux divers agents hygiéniques, à ces éléments partiels de la vie physique, sans parler de ceux non moins réels de la vie intellectuelle ou affective. De là ressort l'indication bien nette et presque constante de chercher à changer les conditions au milieu desquelles ces maladies se sont développées. »

Le *changement*, voilà le fait qui, en pareille circonstance, domine toutes les influences hygiéniques considérées comme adjuvants de l'action des eaux thermo-minérales.

Ce qu'il importe surtout de rechercher dans le choix d'une station thermale, ce sont les bonnes conditions atmosphériques. A cet égard, Mondorf est heureusement privilégié. Le climat y est doux, l'air est infiniment pur, très-salubre. On n'y rencontre jamais de maladie endémique et les épidémies y sont extrêmement rares.

L'exercice est, parmi les conditions hygiéniques inhérentes au traitement minéro-thermal, une des plus importantes au point de vue du traitement des maladies chroniques, de celles surtout auxquelles s'adresse la médication tonique et reconstituante. Généralement relégué à un rang très-secondaire et par cela même trop négligé par quelques-uns, il est, près de certaines stations, soumis à une réglementation telle qu'il perd son caractère de distraction dont il ne devrait jamais être privé, et qui est une des conditions de son utilité. La distraction et l'exercice, voilà, en effet, deux éléments. qui, pris dans le sens hygiénique, jouent un des rôles les plus importants dans le traitement thermal. Pour que l'exercice contribue à l'action efficace des eaux minérales, il faut aussi qu'il soit modéré, et surtout qu'il n'occasionne pas trop de fatigue; on comprend, en effet, que les exercices violents sont toujours nuisibles. Les promenades, les excursions, devront constituer une des principales distractions des baigneurs. Ceux-ci auront seulement à se soumettre à quelques précautions: ils devront, par exemple, éviter le soleil trop ardent du milieu du jour et l'air frais et humide de la nuit.

Tout le monde sait quelle est, dans toute médication, l'heureuse influence du repos de l'esprit, de la tranquillité de l'âme, de l'éloignement des affaires. Aussi, « dès qu'on se rend aux eaux, il faut, dit M. Kuhn, sortir du cercle habituel de ses occupations, écarter toute affaire d'importance, s'abstenir de tout travail d'esprit difficile et fatigant, se laisser aller, en un mot, à une douce et heureuse oisiveté. Beaucoup de calme et de tranquillité d'âme et même une certaine légèreté philosophique, telles sont les dispositions morales que devrait apporter aux eaux tout baigneur désireux d'y trouver la santé. » (1).

Les anciens étaient aussi pénétrés de l'importance pour les baigneurs de se débarrasser du souci des affaires et d'avoir l'âme calme et tranquille. Témoin l'inscription suivante des thermes d'Antonin à Rome :

> Curæ vacuus hunc adeas locum,
> Ut morborum vacuus abire queas :
> Non enim curatur hic qui curat.

Telle était aussi l'opinion d'Alibert, qui s'exprime en ces termes dans son *Précis historique sur les eaux minérales :* « Quand vous arrivez aux eaux minérales, faites comme si vous entriez dans le temple d'Esculape :

(1) Kuhn, *op. cit.*

laissez à la porte toutes les passions qui ont agité votre âme, toutes les affaires qui ont si souvent tourmenté votre esprit. »

Qu'on n'aille pas croire que c'est seulement sur les névroses que les influences morales, dont nous venons de parler, exercent leur empire ; leur effet n'est pas moins remarquable sur les maladies organiques, et les préceptes, que nous venons de formuler, sont applicables à toutes les affections que l'on rencontre aux stations thermales.

Il nous reste à parler du régime alimentaire, qui occupe une place si importante dans l'hygiène des malades qui fréquentent les eaux minérales et dont la plupart ne se préoccupent pas assez. Déjà nous avons traité un point de cette question. Nous n'y reviendrons pas. Nous n'imiterons pas non plus certains auteurs qui, à cet égard, entrent dans un luxe de détails vraiment superflus.

Les principes qui, en pareil cas, doivent présider à la diététique thermale peuvent se résumer dans les propositions suivantes :

Chez les malades soumis au traitement minéral, le régime alimentaire doit être subordonné à leur âge, à leur constitution et à leur état morbide. On comprend sans peine que les aliments d'un individu pléthorique devront différer de ceux d'un lymphatique ou d'une jeune fille chloro-anémique : à celui-là, une nourriture légère, des viandes blanches, des légumes frais et de l'eau pour boisson ; aux autres, une alimentation forti-fiante, analeptique, des viandes grillées ou rôties, du vin généreux, etc. Ce sont là des règles générales, et il est bien entendu qu'elles devront être modifiées suivant les circonstances particulières que le médecin devra apprécier.

Contentons-nous de rappeler ici ce que nous avons dit plus haut, c'est-à-dire que *l'aliment qui nourrit est celui qui est digéré*. Nous avons vu qu'à cet égard le praticien doit souvent compter avec le goût de son malade et les facultés ou les caprices de son estomac. « Faites en sorte, dit M. le docteur Dieu, qu'une chlorotique *mange*, *digère* et *assimile*, ne fût-ce que du fromage blanc et de la salade, réalisez ce triple problème et vous verrez si les roses de la santé ne viendront pas s'épanouir sur cette figure, que les côtelettes, le fer et le quinquina ont laissée si long-temps pâle et blême. »

Il existe chez un grand nombre de personnes des préjugés relatifs aux aliments acides. En Allemagne surtout, on les considère comme contraires à l'action des eaux minérales, et, selon la plupart des médecins, ils doivent être absolument proscrits chez les personnes soumises à la médication thermale. Tous les fruits, même les plus mûrs, doivent être compris dans cette proscription véritablement systématique. « Cette règle de diététique règne d'une façon assez tyrannique sur le public qui fréquente les établissements thermaux et sur la plupart des médecins qui dirigent ces derniers ; mais elle présente beaucoup plus les caractères d'un usage traditionnel que d'une déduction scientifique. » (1).

(1) *Dictionnaire général des Eaux minérales*, par MM. Durand-Fardel, Lebret et Lefort.

Nous comprenons bien et nous accordons volontiers qu'on défende les mets fortement acides ; mais proscrire du régime tout ce qui est acidulé est, à nos yeux, un véritable préjugé.

Un des effets constants de l'eau minérale de Mondorf, c'est de stimuler et d'augmenter singulièrement l'appétit ; aussi, en général, les malades ont une tendance à manger beaucoup trop. On ne saurait assez leur répéter que la sobriété est toujours de rigueur, et qu'une sage modération, toutes choses égales d'ailleurs, est la condition indispensable de l'efficacité du traitement thermal.

De la saison. — De la cure.

En langage hydrologique, le mot *saison* n'est pas pris dans son sens littéral ; il est communément usité comme synonyme de traitement thermo-minéral. Les Allemands se servent du mot *cure* pour rendre la même idée ; cette expression me semble devoir être préférée à la nôtre.

Le mot *saison* sert encore à exprimer l'époque pendant laquelle les établissements thermaux sont ouverts et reçoivent les malades ; ainsi on dit communément : « La saison des bains s'ouvre tel jour pour finir à telle époque. »

Il est plus rationnel, selon nous, d'employer le mot *saison* dans son sens littéral et de réserver le mot *cure* comme synonyme de *traitement thermal*.

Le sens de chaque mot étant ainsi déterminé, nous nous poserons deux questions : 1° Quelle doit être la durée d'une cure? 2° Quelles sont les saisons les plus convenables pour l'administration des eaux minérales?

1° Relativement à la durée d'une cure, il s'est glissé dans le public un préjugé que souvent tous les raisonnements possibles parviennent à peine à détruire. Tel est ce chiffre sacramentel de trois semaines ou 21 jours, auquel on veut limiter la durée du traitement thermal. Pourquoi ce nombre fixe, invariable? C'est ce que nous n'avons jamais pu comprendre.

Tout esprit sérieux comprendra facilement que la durée d'une cure thermale doit nécessairement varier suivant une foule de circonstances : la nature de la maladie, la gravité de la lésion, l'ancienneté des altérations organiques, l'âge, la constitution, l'idiosyncrasie des malades, etc. Le chiffre de 21 jours, insuffisant pour un bon nombre de maladies chroniques et graves, congestion chronique du foie, arthropathies diverses, etc., peut être trop considérable pour d'autres affections qui, comme l'embarras gastrique par exemple, seront complètement guéries, dans l'espace de quatre ou cinq jours, par l'usage de l'eau de Mondorf, à dose purgative. Donc, relativement à la durée du traitement minéral, il est impossible de poser des règles fixes et invariables.

2° Quelle est l'époque de l'année la plus favorable pour l'administration du traitement thermal?

On croit généralement que les eaux minérales ne doivent et ne peuvent être prises qu'à des époques bien déterminées; c'est encore une erreur, du moins au point de vue de leur action thérapeutique et de leur efficacité.

La saison ne saurait modifier en rien la manière
dont cette action s'exerce sur l'organisme, et si les
établissements thermaux ne sont ouverts que pendant
une certaine époque de l'année, c'est pour des considérations étrangères à l'action des eaux minérales, car
celle-ci ne change pas suivant la saison et n'est nullement soumise aux influences atmosphériques.

Il est clair qu'une saison froide se prête mal ou ne
se prête pas du tout à l'*usage externe* des eaux de
Mondorf et qu'on doit renoncer à l'emploi des bains
pendant l'hiver. Mais en est-il de même du traitement
interne? Évidemment non. Ce traitement peut être suivi
avec avantage, à n'importe quelle époque de l'année.
Il y a plus, et nous insisterons sur ce point, c'est que
les eaux chlorurées sodiques de Mondorf sont au
nombre de celles qui supportent le mieux le transport.
Grâce aux précautions et aux soins extrêmes qui pré-
sident à l'emplissage des bouteilles, elles peuvent se
conserver intactes pendant un temps fort long ; par
conséquent les praticiens seront en droit de compter
sur leur efficacité partout où ils l'emploieront.

Sous le rapport des relations de convenance entre la
saison et la maladie qu'il s'agit de traiter, on peut établir
la proposition suivante : on enverra les malades aux eaux
à l'époque de l'année la plus favorable à l'état morbide
qu'ils présentent; on se rappellera, par exemple, que les
mois les plus chauds conviennent aux rhumatisants, aux
goutteux, aux scrofuleux, etc., tandis que c'est tout le
contraire pour les individus atteints d'affections du tube
intestinal et de ses annexes. Telle est la règle qui doit

guider le médecin dans le choix de la saison la plus convenable pour les malades qui désirent faire une cure thermale.

Indications et contre-indications.

Des considérations générales auxquelles nous nous sommes livré, il résulte clairement que les eaux de Mondorf doivent être surtout employées dans toutes les manifestations morbides qui sont sous la dépendance de la constitution lymphatique et de la diathèse scrofuleuse : arthropathies chroniques , engorgement des ganglions lymphatiques, affections des os avec tendance à la suppuration , ophthalmies lymphatiques ; dans le rachitisme , l'ostéomalacie , etc.

Un des plus magnifiques exemples de guérison de cette dernière affection que l'on connaisse se rapporte à une jeune dame de Maubeuge. « Frappée d'un véritable rachitisme post-puerpéral avec déviation de la colonne vertébrale, avec déformation du bassin , avec paralysie des membres inférieurs , cette jeune femme , dit M. L. Fleury, qui dirigeait, en 1865, l'établissement de Mondorf, est venue me faire sa visite d'adieu, ayant pour unique soutien une légère petite canne , à l'instar de celles que manœuvrent si cavalièrement les élégantes de Biarritz et de Baden-Baden (1). » J'ai revu cette intéressante malade en 1866 : elle est venue passer encore trois mois à Mondorf. A son

____

(1) *Revue d'hydrologie médicale.* Lettre à M. A. Robert.

arrivée, elle était encore obligée de se servir d'une canne ; mais après un séjour de six semaines, elle pouvait facilement faire des promenades assez longues, sans soutien et sans fatigue. Lors de son départ, elle marchait avec la plus grande facilité.

Il est encore un certain nombre d'autres états pathologiques que les eaux de Mondorf combattent avec une égale efficacité. J'ai déjà parlé de la gravelle et j'ai dit ce que je pensais de leur action dans ce cas. Elles sont aussi employées avec le plus grand avantage dans les affections rhumatismales et goutteuses.

Leur efficacité dans les affections de ce genre est telle que l'on peut, à bon droit, les regarder comme exerçant, en pareil cas, une action véritablement spéciale.

Chaque année, Mondorf reçoit la visite d'un nombre très-considérable de goutteux. Beaucoup d'entre eux ont vu disparaître des engorgements articulaires, des déformations qui les rendaient impotents, et la plupart, je dois le dire, avaient déjà vainement demandé, sinon la guérison, au moins un simple soulagement à plusieurs autres stations thermales que la mode a rendues célèbres.

Un des plus remarquables exemples de guérison que nous connaissions concerne un grand industriel du duché de Luxembourg. On venait de découvrir la source de Mondorf, et il n'était pas encore question d'établissement thermal, lorsque M. G......, que la goutte avait rendu impotent et réduit à un état déplorable, et qui avait déjà passé, sans aucun profit, trois

saisons à Wiesbaden, vint s'installer dans le voisinage.
D'après les conseils de son médecin, le docteur Würth,
de Luxembourg, praticien fort habile, il prit des bains
dans un simple baquet, but deux ou trois verres d'eau
tous les matins; et, après une quinzaine de jours de
traitement, il jeta ses béquilles, dont il ne pouvait se
passer depuis longtemps. Cette cure magnifique eut du
retentissement, et bientôt d'autres goutteux suivirent
l'exemple de M. G......; les résultats qu'ils obtinrent
furent tout aussi heureux, et ce fut ainsi que commença
la réputation des bains de Mondorf.

Certaines dermatoses, surtout celles qui sont sous la
dépendance d'un état général particulier, sont justiciables de la médication chlorurée sodique. Telles sont
les affections eczémateuses, pustuleuses ou squam-
meuses, que l'on rencontre si fréquemment chez les
individus à prédominance lymphatique.

Il en est de même de certains états morbides du tube
digestif et de ses annexes: dyspepsie, embarras gastrique, ictère ou jaunisse simple, etc.

Enfin, il est surtout un genre d'affections où les
vertus thérapeutiques des eaux de Mondorf sont des
plus remarquables. Je veux parler de la congestion
chronique de certains organes : foie, rate, utérus,
etc., etc.

Nous avons dit, en parlant des effets physiologiques
des eaux de Mondorf, qu'elles stimulent l'appétit, favorisent les fonctions digestives, et exercent sur l'organisme
une action éminemment reconstituante. On comprend
dès lors combien elles sont efficaces dans l'anémie, la

chlorose et dans les troubles de la menstruation : amé-
norrhée, dysménorrhée, qui, avec certains états névro-
pathiques bien connus, forment le cortége habituel de
ces deux états pathologiques.

Leur action est aussi remarquable et aussi puissante
dans les convalescences longues et difficiles qui suivent
certaines maladies graves, comme la fièvre typhoïde, la
dyssenterie, le choléra, etc. Souvent on est étonné de
la rapidité avec laquelle s'opère la reconstitution de
l'organisme dans ces conditions, et de la facilité avec
laquelle aussi disparaît la faiblesse générale pour faire
place aux forces, à la vigueur et à la santé.

L'efficacité des eaux de Mondorf, dans les différents
états morbides dont nous venons de parler, a reçu la
sanction de l'expérience. Il est d'autres propriétés que
l'on est en droit de pressentir et que dévoileront certainement le temps et l'étude. Ainsi, nul doute pour moi
que l'on pourrait mettre à profit, pour les inhalations,
le gaz azote libre que laisse dégager l'eau de Mondorf
en quantité si considérable. C'est là une propriété
spéciale que je me réserve d'étudier.

En général, toutes les affections qui revêtent la forme
aiguë ne s'accommodent point du régime des eaux minérales. Essentiellement excitante, la médication thermale
ne peut convenir qu'aux maladies qui se présentent
avec un caractère bien net de chronicité. Elle est donc
formellement contre-indiquée dans toutes les inflammations aiguës : bronchite, cystite, gastro-entérite, etc.;
dans la phthisie qui revêt un certain caractère d'acuité,
lorsque, surtout, les tubercules sont en voie de ramol-

lissement; dans les fièvres continues, dans les maladies organiques du cœur, du foie, de l'estomac, etc.

Le traitement par les eaux chlorurées sodiques est également nuisible dans les cas de pléthore bien constatée, dans les constitutions apoplectiques avec tendance aux hémorrhagies actives.

Dans le cours de la médication par les eaux minérales, il se présente quelquefois un état particulier qui force à suspendre le traitement; c'est ce qui me décide à en parler au chapitre des contre-indications.

Excitation hydro-minérale ou fièvre thermale.

Après un certain temps de l'usage des eaux de Mondorf, il se produit, chez certaines personnes, rarement il est vrai, des phénomènes d'excitation générale caractérisée par différents symptômes : chaleur de la peau, accélération du pouls, pesanteur de tête, somnolence, sommeil agité par des rêves, anorexie, soif plus ou moins vive, etc. C'est cet état général qu'on est convenu d'appeler *excitation hydro-minérale* ou *fièvre thermale*, véritable mouvement critique qui peut se manifester après six ou huit jours de traitement, presque toujours plus tard, et qui persiste un temps indéterminé. A peine sensible chez certaines personnes, cette fièvre revêt quelquefois un caractère d'intensité suffisant pour forcer les malades à garder le lit, sans toutefois jamais rien offrir de grave ou de dangereux. Dès que cette excitation générale se présente, il y a une indication positive, c'est de suspendre la médication thermominérale. Cette crise se termine le plus habituellement par des sueurs profuses ou par d'abondantes évacuations alvines.

Mais quelquefois la fièvre thermale est telle que l'intervention du médecin est nécessaire et qu'il y a obligation de recourir aux émissions sanguines. C'est ce qui m'est arrivé, l'année dernière, chez un de mes malades. Après avoir fait usage de l'eau de Mondorf en boisson et en bains pendant douze jours, il fut pris de tous les symptômes les plus tranchés de la fièvre inflammatoire ou angéioténique: pouls plein, large, fort à 90, face animée, violentes douleurs de tête, oppression, etc. Le malade était vigoureusement constitué et pléthorique. J'eus recours à une saignée générale et à un purgatif; le soulagement fut immédiat, et, quatre jours après, tout était rentré dans l'ordre.

Il importe de noter que la fièvre thermale, quelle que soit son intensité, est loin d'être de mauvais augure. Elle est, au contraire, suivie d'un état de bien-être général et souvent d'un retour à la santé.

FAITS ET OBSERVATIONS

Ce n'est que par l'exposé des faits que l'on arrive à constater et à prouver l'efficacité d'une médication quelconque.

C'est en procédant de la sorte que je veux établir la valeur thérapeutique des eaux chlorurées sodiques de Mondorf.

Je ne puis reproduire ici toutes les observations que j'ai recueillies depuis bientôt quinze ans que j'étudie leur action ; je me contenterai d'en relater quelques-unes avec tous les détails nécessaires, et elles seront de nature, je pense, à justifier toutes les assertions que j'ai émises sur les propriétés spéciales de la source de Mondorf.

OBSERVATION I.

Tumeur blanche du genou. — Ankylose incomplète.

Mademoiselle A......., âgée de 20 ans, est née, en 1846, de parents sains, bien constitués et dont la santé n'a jamais été altérée par la moindre maladie grave. Jusqu'en 1850, elle a habité un logement humide et mal éclairé.

La menstruation s'est établie à l'âge de 15 ans; elle a toujours été régulière, mais l'écoulement sanguin est très-peu abondant, dure deux jours seulement et est suivi de fleurs blanches assez abondantes.

Deux fois cette jeune fille a été atteinte de la rougeole : une première fois, à l'âge de cinq ans, et la seconde fois, à l'âge de onze ans. L'affection a suivi, dans les deux cas, sa marche régulière et n'a pas laissé, après elle, la moindre suite fâcheuse.

Au mois d'avril 1860, Mademoiselle A....... fut atteinte d'une maladie de poitrine séreuse, caractérisée par une toux violente, une douleur vive au côté, de la fièvre, etc. Cette affection a été traitée par l'application de larges vésicatoires *loco dolenti*, par le sirop de digitale de Labelonye et par des boissons diurétiques. Elle dura environ trois semaines.

Au mois de décembre, Mademoiselle A....... s'aperçut que son genou gauche devenait plus volumineux et qu'il était le siége d'une douleur sourde qui s'exaspérait par la pression et la marche. On combattit cette lésion à l'aide de vésicatoires volants qui furent appliqués au nombre de quinze environ dans l'espace de trois mois. Elle fit usage, matin et soir, d'une potion dans laquelle entrait, croit-elle, l'iodure de potassium. Déjà, depuis cinq ou six mois, elle prenait de l'huile de foie de morue; elle en continua l'usage, et, pour boisson, elle eut recours à la tisane de houblon.

Plus tard, à l'application des vésicatoires on substitua les frictions avec une pommade d'hydriodate de potasse, et l'iodure de potassium fut remplacé par les pilules de Blancard. Cette médication fut rigoureusement suivie jusqu'en 1865. Pendant tout ce temps, la malade prit un nombre considérable de bains sulfureux.

Vers la fin de l'année 1864, l'état de Mademoiselle A....... était très-satisfaisant : son genou avait à peu près repris son volume normal ; elle n'en souffrait nullement ; elle était même devenue forte, lorsque, le 3 janvier, une masse de neige s'étant collée à la semelle de ses bottines, son pied droit glissa ; elle voulut se retenir, mais le pied gauche glissa à son tour, et elle fit une chute dans laquelle la face interne du genou gauche porta violemment contre le sol. Le genou se tuméfia immédiatement, devint douloureux, et il se développa une hydarthrose qui, traitée énergiquement, ne laissa presque pas de traces au bout de trois semaines. Le médecin avait prescrit un repos prolongé, mais on ne tint pas compte de ses conseils, et la malade, voyant qu'au bout d'un mois elle allait beaucoup mieux, retourna au magasin où elle était employée.

Au mois de mars suivant, après des courses assez longues et sous l'impression d'un froid humide, la tuméfaction du genou se reproduisit pour la troisième fois, et la douleur devint telle que la marche fut impossible. Traitée énergiquement comme la première fois, cette arthropathie ne subit pas la moindre amélioration, et, au mois d'août suivant (1865), elle se rendit à Mondorf, où, pendant trois mois, elle fut soumise à l'usage de trois verres d'eau minérale par jour. De retour chez elle, elle continua l'emploi de cette eau, d'après les mêmes principes, pendant tout l'hiver. Au mois de mai suivant elle revint à Mondorf ; c'est alors que je la vis pour la première fois.

État actuel. — 2 juin 1866. — Mademoiselle A....... est blonde, maigre, d'une constitution médiocre, d'un tempérament lymphatique. L'an dernier, à son arrivée à Mondorf, on la portait à l'établissement ; à son départ, elle marchait à l'aide de deux béquilles ; aujourd'hui elle ne se sert plus que de deux cannes.

Mademoiselle A....... est chlorotique : elle est essoufflée quand elle marche ; elle a des palpitations de cœur et l'auscultation révèle un bruit de souffle doux et moelleux à la base de cet organe.

On constate aussi un bruit de souffle continu et très-fort avec redoublement intermittent dans les vaisseaux du cou. Les organes de la respiration fonctionnent normalement.

L'appétit, qui était à peu près nul avant sa première installation à Mondorf, l'an dernier, s'est réveillé dès les premiers jours et est resté bon jusque vers le mois de mars dernier. Depuis cette époque il a diminué. Les digestions paraissent être bonnes et les selles régulières.

Mais ce qui mérite une attention particulière et sérieuse, c'est l'état du genou. Le volume en est énorme, sa circonférence mesure 56 centimètres; sur la face interne se développe une tumeur du volume d'une orange, molle et fluctuante, et à la face externe une tumeur plus petite présentant les mêmes caractères. La douleur, qui a bien diminué depuis trois mois, est telle cependant qu'on ne peut faire exécuter à l'articulation que des mouvements très-peu étendus, mais suffisants, toutefois, pour donner l'idée qu'il n'y a pas ankylose complète et pour laisser espérer que plus tard l'articulation pourra recouvrer ses fonctions. Les extrémités articulaires des os ont aussi subi une augmentation de volume considérable. La maigreur du membre est extrême. Enfin, la flexion de la jambe sur la cuisse est telle que la malade ne peut marcher que sur la pointe du pied. Toutefois, il n'y a pas encore de signe de luxation. J'oubliais d'ajouter que la peau qui recouvre l'articulation a conservé sa coloration normale.

Tel est l'état que je constatai chez Mademoiselle A....... lors de ma première visite. J'avais à combattre un état général qui laissait beaucoup à désirer et j'avais surtout à lutter contre une lésion qui ne fait que trop souvent le désespoir des médecins et des familles.

Le premier conseil que je donnai à cette jeune fille fut de suspendre tout traitement pendant quelques jours et de garder sérieusement le repos. Pendant une semaine environ, ce conseil fut rigoureusement suivi; puis la malade fut soumise à l'usage de trois demi-verres d'eau minérale par jour, en augmentant graduellement jusqu'à ce qu'au bout d'une dizaine de jours elle reprît les doses auxquelles elle était primitivement habituée. Quinze jours après, la malade commença à prendre des bains que l'on fit d'abord chauffer à 32°; après cinq ou six jours, elle les prit à la température naturelle. Ces bains furent régulièrement administrés au nombre de quatre ou cinq par semaine : leur durée était de dix à quinze minutes ; il n'y avait de suspension que pendant les époques menstruelles.

Après deux mois de cette médication l'état général s'était singulièrement amélioré. L'appétit était bon, très-vif même, les fonctions digestives en parfait état. Une amélioration notable s'était également opérée dans l'état de l'articulation malade.

Le genou avait très-sensiblement diminué de volume, il n'avait plus que 48 centimètres de circonférence, et, de plus, il était à peine douloureux.

On pouvait déjà imprimer à l'articulation des mouvements plus étendus sans réveiller la douleur. Dès lors, on pouvait porter le pronostic le plus favorable au point de vue de la guérison de la lésion organique et du rétablissement des fonctions du membre.

Je jugeai que le moment était arrivé de joindre au traitement général un traitement local sur l'énergie duquel j'étais en droit de compter. Je veux parler de l'application du feu, de la cautérisation transcurrente dont les médecins de l'antiquité ont retiré tant de fruits dans les maladies articulaires, et dont l'illustre Percy a si prudemment tracé les règles dans sa *Pyrotechnie chirurgicale pratique*. Toutefois, pour pratiquer les raies de feu, au lieu du cautère cultellaire de Percy, j'ai employé tout simplement une lame de couteau de table, rougie à blanc, comme je l'ai vu mettre en pratique par un des chirurgiens les plus distingués dont s'honore la médecine militaire, par mon ami le docteur Isnard. Cet habile praticien, convaincu de l'utilité de ne produire dans ces arthropathies que des escarrhes très-superficielles, mais très-étendues, et que l'on puisse renouveler très-souvent, a l'habitude de frapper, tous les jours, très-rapidement et très-légèrement, toute la circonférence de la tumeur avec le tranchant d'une lame de couteau chauffée à blanc. C'est ainsi que je procédai. A partir de ce moment les choses mar-

chèrent à merveille, la tuméfaction du genou diminua journellement. Après quelques jours, la douleur, pour ainsi dire nulle,
permit d'augmenter graduellement les mouvements articulaires.
Mais la flexion de la jambe sur la cuisse, sans être aussi considérable, n'avait pas, dans la voie de l'amélioration, suivi la
même progression que les autres symptômes.

Dans les premiers jours du mois d'octobre, Mademoiselle A....
marchait à l'aide d'une simple canne en appuyant sur la pointe
du pied. C'est alors que, pour rétablir la rectitude du membre,
je fis construire un appareil à redressement lent et gradué. Cet
appareil fut appliqué le 14 octobre dernier, et, aujourd'hui
10 décembre, le membre inférieur gauche de la malade est
redressé ; les mouvements de flexion et d'extension sont possibles quoique moins étendus qu'à l'état normal. La malade
se sert toujours d'une canne, mais elle peut marcher sans
appui et ne boite que légèrement.

Le gonflement du genou a sensiblement diminué jusqu'aux
premiers jours du mois de novembre. Depuis cette époque l'état
est resté à peu près stationnaire, mais il est vrai de dire que
l'augmentation de volume est fort peu considérable : sa circonférence mesure 39 centimètres, tandis que celle du genou
en a 35.

Je ne sais si la tumeur diminuera encore, mais ce qui est
positif, c'est qu'à en juger par la marche des choses, les fonctions
du membre paraissent devoir être, avant peu de temps, à peu
près rétablies dans leur intégrité première.

OBSERVATION II.

**Tumeur blanche du genou droit. — Carie des extrémités
articulaires. — Cinq ouvertures fistuleuses.**

Dans l'observation précédente la malade a été soumise à l'usage de l'eau minérale de Mondorf, à la fois
prise en boisson et administrée en bains. Dans la sui-

vaute, il s'agit d'un enfant traité au domicile de ses parents et chez lequel la médication interne seule a été mise en usage.

Au commencement du mois de juillet 1854, je fus appelé à donner mes soins à un enfant, le nommé Ernest B...., âgé de neuf ans. Le père de ce petit garçon est fort et vigoureux, la mère a toujours présenté les signes non équivoques d'un lymphatisme modéré.

L'affection dont souffre cet enfant remonte à deux années; elle a débuté à la suite d'une chute dans une lutte avec un de ses camarades. Énergiquement traitée, l'arthrite traumatique, qui survint, n'en passa pas moins à l'état chronique et bientôt prit tous les caractères d'une véritable tumeur blanche.

Il y a six semaines environ, il se fit au-dessous de la rotule une ouverture qui donna issue à une énorme quantité de pus. Cette ouverture fut suivie de quatre autres qui toutes sont restées fistuleuses.

Depuis un an l'enfant a perdu l'appétit; une seule chose lui aurait fait plaisir, ce sont les aliments froids et les aliments vinaigrés, comme le fromage blanc, la salade, etc.

Ce genre d'alimentation lui a toujours été impitoyablement refusé.

Depuis le début de son horrible maladie, ce petit malade a fait un usage constant de tous les médicaments antiscrofuleux possibles : huile de foie de morue à haute dose, sirop de Portal, pilules de Blancard, solution d'iodure de potassium, tisanes amères de toutes sortes, etc. Les moyens locaux les plus variés ont aussi été employés : vésicatoires au début, puis cautères appliqués avec la pâte de Vienne, cautérisation au fer rouge pratiquée tous les huit jours avec le cautère olivaire, etc., tout cela sans produire le moindre résultat favorable et sans même calmer les souffrances qui parfois étaient atroces. Ce malheureux enfant souffrait tellement de son genou que toutes les nuits se passaient presque sans sommeil et dans les pleurs. Enfin, l'état

général était si déplorable et la lésion arrivée à un tel degré
que l'amputation de la cuisse parut le seul moyen de mettre un
terme à ses tortures, et qu'elle fut proposée par plusieurs médecins. C'est dans ces conditions que je fus appelé à visiter le
malade.

État actuel. — 8 juillet 1854. — La maigreur de ce malheureux enfant est extrême, sa peau est blanche, décolorée, pour
ainsi dire transparente et écailleuse, sèche et aride. Les régions
sous-maxillaires et cervicales sont le siége de ganglions engorgés,
dont deux ont le volume d'une noix.

Le pouls, petit, sans force , est plus fréquent qu'à l'état
normal. Souvent le petit malade est pris de légers frissons,
suivis quelquefois de sueurs. Il est presque toujours tourmenté
par une sensation de chaleur très-incommode.

L'anorexie est presque complète : bouche pâteuse, langue
blanche , légèrement chargée, soif assez vive, selles rares et
souvent diarrhéiques. — Organes thoraciques à l'état normal.

L'articulation tibio-fémorale droite est extrêmement tuméfiée,
et la tuméfaction paraît d'autant plus considérable que le
membre est arrivé au dernier degré d'émaciation, à tel point
que la cuisse semble être réduite, pour ainsi dire, au volume
de l'os. La peau du genou est rouge, livide en certains points,
et la tumeur est extrêmement douloureuse. La moindre pression arrache des cris à l'enfant.

Il existe autour de l'articulation cinq ouvertures fistuleuses
donnant issue à un pus grisâtre, sanieux, mal lié. Ces trajets
fistuleux permettent au stylet de pénétrer dans l'intérieur de
l'article et jusque dans le tissu osseux des épiphyses.

En présence de cette formidable lésion, et eu égard aux
médications énergiques, déjà si judicieusement employées ,
j'avoue que ma perplexité fut grande et que. l'idée d'une
amputation me vint à l'esprit aussi bien qu'à mes confrères.
Je la proposai également, mais les parents ne purent se résoudre
à en venir à une pareille extrémité et je dus aviser à d'autres
moyens.

J'avais vu à Mondorf, dans les différentes visites que j'y avais faites, des cas de ce genre, où la médication chlorurée sodique avait produit des effets remarquables. Ce fut pour moi une indication. J'engageai les parents à renoncer à tous les médicaments qui avaient été mis en usage jusqu'alors, et je prescrivis l'eau minérale de Mondorf, à la dose d'un petit verre matin et soir. De plus, je permis au malade de manger du fromage blanc, du lait caillé et d'autres aliments de son goût et tout aussi peu classiques. (Je me souviendrai toujours du bonheur et de la joie de ce pauvre enfant en m'entendant dire qu'il pourrait manger du lait caillé). Le membre fut placé dans une gouttière en fil de fer, et la tumeur, tenue dans le plus grand état de propreté, devait être toujours couverte de cataplasmes émollients et laudanisés.

Trois semaines après je fus rappelé près du petit moribond : déjà les choses avaient changé, et c'était, je dois l'avouer franchement, contre mon attente.

L'appétit, sans être très-vif, était un peu revenu ; le malade faisait volontiers deux petits repas par jour, et déjà il mangeait avec plaisir un peu de viande de mouton rôtie.

Les douleurs étaient moins vives, et, depuis quatre ou cinq jours, le sommeil était possible ; les dernières nuits avaient même été assez bonnes.

Malheureusement je ne constatais aucun changement dans l'aspect de la tumeur ; sous ce rapport, l'état était absolument le même. Mais, à mon sens, un grand résultat était obtenu ; c'était une amélioration de l'état général et le retour de l'appétit. C'est ce qui me fit concevoir un peu d'espoir, et j'engageai les parents à continuer le même traitement et le même régime. Bien nous en prit.

Six semaines ne s'étaient pas écoulées depuis le début du nouveau traitement que l'appétit était franchement revenu ; les fonctions digestives s'exécutaient régulièrement. Déjà les joues de ce pauvre enfant commençaient à se colorer, les forces revenaient avec l'embonpoint. Les douleurs n'avaient pas complètement cessé, mais elles étaient très-supportables; la dose de l'eau minérale fut portée à trois verres par jour.

A partir de ce moment, il nous fut possible de faire profiter ce petit garçon des bienfaits de l'air et du soleil. Vers les premiers jours du mois de septembre on commença à le porter au jardin où il passait la plus grande partie de la journée.

Depuis cette époque, l'amélioration marcha rapidement. La suppuration commença à diminuer et changea de caractère : de moins en moins abondant, le pus, d'abord séreux, s'épaississait tous les jours davantage, à tel point que, vers les premiers jours du mois d'octobre, il était lié et présentait tous les caractères du pus de bonne nature. A la fin de ce mois, il ne restait déjà plus que deux fistules suppurantes.

Depuis le 20 septembre, j'employais la cautérisation au fer rouge, selon le procédé dont j'ai parlé dans l'observation précédente. Ce moyen fut continué pendant trois mois.

Enfin, au mois de janvier, voici quel était l'état de mon malade : état général très-satisfaisant, embonpoint passable, appétit excellent, fonctions digestives très-régulières, sommeil très-bon, tuméfaction du genou bien diminuée, plus de suppuration depuis le 20 décembre, plus de douleur, mouvements articulaires entièrement abolis : l'ankylose par soudure osseuse est complète. Le malade marche avec deux béquilles.

Au mois de mai suivant, la guérison était consolidée. Le petit malade marchait avec une canne et suivait les cours de l'école de son village.

Depuis, la guérison s'est maintenue, et aujourd'hui Ernest B....... est ouvrier typographe à Paris.

Tel est le fait qui a fait naître ma confiance dans l'efficacité des eaux de Mondorf pour combattre les affections qui naissent sous l'empire de la constitution lymphatique. Depuis cette époque j'en ai fait un fréquent emploi dans ma clientèle, et toujours j'ai eu à m'en applaudir. J'ai aussi employé souvent dans le même but les eaux minérales de Sierck, et je suis arrivé aux mêmes conclusions que M. le docteur Dieu, c'est-à-dire que les eaux de Sierck et de Mondorf jouissent des mêmes propriétés, que leur action est identique, et qu'elles tiennent certainement un des premiers rangs parmi leurs congénères, Kreuznach, Hombourg, etc., pour combattre toutes les manifestations morbides du lymphatisme et de la diathèse scrofuleuse. C'est à cette conviction, je l'avoue franchement, qu'est due la détermination que j'ai prise de quitter une position très-belle et assurée, j'ose le dire, pour me charger de la direction médicale de l'établissement thermo-minéral de Mondorf.

OBSERVATION III.

Tumeur ganglionnaire. — Acné simplex. — Chloro-anémie. — Dysménorrhée.

Mademoiselle O....... est âgée de 17 ans. Réglée à 13 ans, menstruation toujours irrégulière et précédée à chaque époque de douleurs hypogastriques et lombaires intolérables. Le sang menstruel n'est pas foncé en couleur, il est plutôt rose que rouge ; la tache qu'il forme sur le linge est foncée au milieu et se décolore vers la circonférence.

Mademoiselle O....... n'a jamais été atteinte de maladie grave. La rougeole et quelques bronchites légères sont les seules affections dont elle ait eu à souffrir.

Il y a deux ans environ que cette jeune fille s'est aperçue de l'apparition d'une grosseur siégeant sous l'angle du maxillaire inférieur droit. Du volume d'une noisette au début, cette tumeur est restée à peu près stationnaire pendant dix mois, puis elle a graduellement augmenté de volume jusqu'aujourd'hui. Il n'a jamais existé dans les parties circonvoisines de lésion à laquelle on puisse attribuer cette tuméfaction ganglionnaire : toutes ces parties ont toujours été parfaitement saines, et l'examen le plus attentif n'a pas permis de découvrir la moindre trace de carie dentaire.

Divers traitements ont été mis en usage. On a eu recours principalement à l'iodure de fer et aux pommades iodurées sans obtenir de résultat satisfaisant.

Il y a environ six mois, est venue se joindre à cet état une affection qui cause le plus grand ennui à cette jeune fille. De nombreuses pustules d'acné se sont développées à la fois sur le front, la partie inférieure du visage et sur les épaules.

Depuis fort longtemps, l'appétit est capricieux, irrégulier. A certains moments, Mademoiselle O....... mange avec plaisir, d'autres fois il y a inappétence presque complète, ou bien le goût ne se manifeste que pour des aliments froids, vinaigrés, la salade par exemple.

Depuis longtemps aussi la marche est assez pénible ; cette jeune fille ne peut courir ni monter les escaliers sans être prise d'essoufflement et de violentes palpitations de cœur qui la forcent à s'arrêter. C'est dans ces conditions que Mademoiselle O....... s'est présentée à Mondorf.

État actuel. — *1ᵉʳ juin 1866.* — Constitution assez bonne, tempérament lymphatico-sanguin, les ailes du nez et les lèvres sont épaissies.

Mademoiselle O....... est assez grande ; elle est manifestement chlorotique. Outre les symptômes dont nous avons déjà parlé, des bruits de souffle se font entendre à la base du cœur et dans les vaisseaux du cou ; menstruation irrégulière, difficile et douloureuse ; quelques fleurs blanches.

L'appétit est insignifiant, les digestions laborieuses accompagnées de palpitations, de bouffées de chaleur au visage, de gonflement épigastrique, etc. ; selles irrégulières, souvent constipation.

Rien de particulier à noter du côté des poumons.

Sous l'angle de la mâchoire inférieure droite existe une tumeur ganglionnaire du volume d'un œuf de poule. Cette tumeur n'est le siége d'aucune douleur spontanée ou provoquée par la pression. Il n'y a pas d'adhérence de la peau, mais il existe un empâtement du tissu cellulaire circonvoisin. On ne constate ni affection osseuse, ni carie dentaire, ni ulcération pouvant expliquer le développement de cet engorgement ganglionnaire.

Le front, le menton et la région des masseters sont le siége d'un nombre assez considérable de pustules d'acné qui altèrent la physionomie de cette jeune fille. Pareille éruption, mais beaucoup plus intense, existe sur le dos et les épaules. Parmi ces pustules, les unes sont à l'état naissant, d'autres à l'état de suppuration ; quelques-unes sont recouvertes d'une croûte peu épaisse, et enfin on voit çà et là des points rouges et peu élevés qui sont le reliquat d'anciennes pustules.

Ainsi qu'on vient de le voir, l'état morbide de Mademoiselle O....... était complexe : elle présentait tous les caractères de la constitution lymphatique et de là chloro-anémie. De plus, elle était atteinte d'une affection de la peau *(acne simplex)*, et d'un engorgement glandulaire.

Selon moi, la dermatose pustuleuse et la tumeur ganglionnaire étaient sous la dépendance du lymphatisme et de la chlorose, et je ne doutai nullement qu'en modifiant l'état général de la malade je parviendrais à triompher de l'adénite et de l'affection cutanée.

En conséquence, je prescrivis le traitement suivant : cinq verres d'eau minérale le premier jour, de manière à déterminer des évacuations alvines; puis, les jours suivants, un verre seulement, matin et soir ; un bain chaque jour, de 10 ou 12 minutes de durée, et suivi d'une promenade à pas rapides.

20 juin. — L'appétit est bien meilleur, les digestions se font mieux, elles ne sont plus accompagnées de pesanteur épigastrique ni de palpitations; les selles sont régulières, la sécrétion urinaire est activée.

La glande a un peu diminué de volume, elle est plus mobile. L'empâtement du tissu cellulaire circonvoisin a surtout notablement diminué.

28 juin. — Les règles ont paru hier, un mois juste après la dernière époque. Le sang est plus coloré et l'écoulement plus abondant. Les douleurs des reins et du bas-ventre ont été bien moindres et n'ont pas obligé la malade à garder le lit, comme à toutes les époques précédentes.

La glande sous-maxillaire paraît n'avoir que les deux tiers du volume qu'elle présentait à mon premier examen. L'empâtement du tissu cellulaire a complètement disparu.

L'affection de la peau a aussi subi un changement notable. Les pustules s'aplatissent plus facilement et disparaissent plus promptement; elles ne laissent plus de croûtes après elles. Les pustules qui ont paru nouvellement sont bien moins grosses, et, après avoir présenté un petit point de suppuration, elles disparaissent sans laisser d'autre trace qu'une tache rouge sans élévation.

L'état chlorotique est également très-avantageusement modifié. La marche est plus facile, l'essoufflement presque nul, les palpitations moins vives et moins fréquentes, le bruit de souffle de la base du cœur n'existe plus. On le constate toujours dans les vaisseaux du cou, surtout à droite.

J'ajoute au traitement l'emploi du citrate de fer ammoniacal. La malade en prendra une pincée dans un verre d'eau et de vin à chaque repas.

Mademoiselle O....... est partie le 2 juillet. Elle était à peu près dans l'état que nous venons de décrire. Nous lui avons conseillé de continuer l'usage de l'eau de Mondorf ; elle en a pris trois verres par jour.

Je l'ai revue dans les premiers jours du mois de septembre ; sa santé était parfaite, l'engorgement ganglionnaire avait totalement disparu ; il n'existait plus de symptômes chlorotiques, les fonctions digestives étaient en parfait état. On ne voyait pas la moindre pustule sur aucun point du visage ; quelques taches rougeâtres seulement étaient la seule marque restant de l'affection cutanée. Toutefois, les épaules étaient encore le siége de quelques pustules. Ajoutons, enfin, que les époques menstruelles avaient paru régulièrement, que le sang était assez abondant et assez foncé en couleur, et que la dernière fois le flux cataménial n'avait été ni précédé ni accompagné de douleurs lombaires et hypogastriques.

OBSERVATION IV.

Eczéma chronique.

Mademoiselle H......., âgée de 19 ans, est née de parents qui n'ont jamais présenté le moindre vestige d'affection cutanée.

Elle présente tous les attributs du tempérament lymphatique : peau blanche, transparente, lèvres épaisses, chairs flasques, engorgement des ganglions sous-maxillaires; de plus, elle est manifestement chlorotique.

Ce n'est qu'à l'âge de 16 ans que les règles ont paru pour la première fois, et jamais la menstruation n'a été régulière. Long-temps avant l'apparition de la première époque menstruelle. cette jeune fille était sujette à un écoulement leucorrhéïque qui a persisté depuis.

Il y a deux ans qu'a débuté l'affection de la peau pour laquelle Mademoiselle H....... vient suivre un traitement minéral à Mondorf. Elle s'est manifestée par de larges plaques rouges, couvertes de petites vésicules et occupant les bras, les jambes, le dos et la région lombaire. Primitivement, les surfaces malades étaient le siége d'une douleur assez vive à laquelle a succédé une démangeaison qui, tantôt faible, tantôt intense, n'a jamais disparu complètement. Dès les premiers jours de son apparition, cette maladie cutanée a donné lieu à une sécrétion de sérosité jaunâtre qui empesait le linge comme aurait pu le faire une solution d'amidon. Cette sécrétion a duré environ quinze jours ou trois semaines, puis elle a été remplacée par une desquammation furfuracée.

Au début, l'affection cutanée a été combattue par des purgatifs, des boissons rafraîchissantes, des bains d'amidon et des cataplasmes de fécule de pommes de terre. Plus tard, quand la période de chronicité s'est nettement dessinée, Mademoiselle H....... fut soumise à l'usage de l'iodure de potassium et des boissons amères ; elle prit, en outre, un nombre très-considérable de bains alcalins et de bains sulfureux.

État actuel. — *4 juillet 1866.* — Mademoiselle H....... est, ainsi que je l'ai dit, évidemment lymphatique et chlorotique ; l'appétit est passable et les fonctions digestives régulières.

Cette jeune fille présente sur les bras, les jambes, le dos et la région lombaire, de larges surfaces de couleur rougeâtre, couvertes de squammes, les unes très-petites, comme farineuses, les autres plus larges, dont le centre est adhérent et la circonférence libre. La démangeaison est incessante, et le frottement, qu'elle sollicite presque continuellement, détermine, la chute de petites lamelles épidermiques très-abondantes.

Traitement. — Mademoiselle H....... prendra tous les quatre ou cinq jours l'eau minérale à dose purgative, et, les autres jours, un verre matin et soir seulement. Tous les matins un bain de 15 minutes.

15 juillet. — L'affection de la peau a changé de caractère, elle est revenue, jusqu'a un certain point, à l'état aigu. Les surfaces malades sont plus rouges et les démangeaisons plus vives. On cesse l'usage des bains, et, tous les jours, l'eau minérale est administrée à dose purgative.

24 juillet. — L'affection a repris son caractère bien tranché de chronicité. La rougeur des surfaces malades a notablement diminué, ainsi que la démangeaison. L'usage des bains est de nouveau prescrit, et l'eau prise en boisson est administrée à la dose d'un verre, matin et soir.

15 août. — Il ne reste plus de l'affection cutanée qu'une

coloration des surfaces malades un peu plus prononcée qu'à l'état normal, et c'est à peine s'il se forme encore quelques squammes farineuses. Quant à la démangeaison, elle est tout à fait nulle ; la malade se considère comme guérie. Elle ne quitte l'établissement que le 24 août, emportant un certain nombre de bouteilles d'eau minérale dont elle continuera à prendre tous les jours deux verres.

J'ai l'occasion de rencontrer souvent cette jeune fille, et, tout récemment encore, j'ai pu constater que la guérison s'est parfaitement maintenue.

Il importe d'ajouter que le traitement minéral a eu la plus heureuse influence sur le tempérament lymphatique et sur l'état chlorotique. Mademoiselle H....... est actuellement forte et vigoureuse ; il n'existe plus d'engorgement glandulaire ; la menstruation est très-régulière, le sang est fortement coloré, et c'est à peine si de temps en temps apparaissent quelques vestiges d'écoulement leucorrhéïque.

OBSERVATION V.

Congestion chronique du foie et de la rate. — Gastralgie, anémie.

M. T.... .., âgé de 54 ans, se présente à ma consultation le 28 juin 1866. Il a habité l'Afrique pendant cinq ans, et il est de retour depuis quelques semaines. Il y a mené une vie nomade ; souvent il a passé ses nuits, couché sur la terre et exposé à toutes les intempéries de l'air.

Dès la première année de son séjour en Afrique, M. T....... commença à ressentir des douleurs rhumatismales qui occupaient, tantôt les muscles, tantôt les articulations, principalement celles des genoux, du coude droit et des épaules. Fréquemment aussi elles envahissaient les masses musculaires de la région des reins. Cette affection rhumatismale ne prit jamais le caractère aigu, mais elle s'accompagnait souvent de souffrances assez vives, et alors les mouvements étaient gênés et la marche même impossible.

Vers le mois de décembre 1863, M. T...... contracta une fièvre intermittente à type tierce, qui céda en quelques jours à l'administration du sulfate de quinine.

Pendant l'année 1864, à part les douleurs rhumatismales qui ne le quittaient pas, la santé de M. T....... fut assez bonne ; mais au mois de février 1865 la fièvre intermittente reparut avec le type quotidien. Comme la première fois, elle céda à l'administration du sulfate de quinine ; mais elle ne tarda pas à se reproduire, et l'emploi méthodique du sel de quinina, auquel on substitua plus tard les préparations arsenicales, n'empêcha pas les accès de se manifester un grand nombre de fois jusqu'à l'époque du départ de M. T......, qui s'effectua au mois de mai 1866. Depuis son arrivée en France, la fièvre intermittente ne s'est montrée qu'une fois et, après cinq ou six accès quotidiens, elle a disparu sans que le malade ait fait usage d'aucun médicament.

L'année dernière, vers le mois de mai, se déclara une affection de l'estomac, caractérisée par des douleurs très-vives, siégeant à la région épigastrique et s'irradiant vers l'hypogastre et jusque vers la colonne vertébrale. Ces douleurs étaient continues et offraient, dans le cours de la journée, et surtout après les repas, même les plus légers, des exacerbations telles qu'elles arrachaient des cris à ce pauvre malade. Souvent aussi elles s'accompagnaient de vomissements alimentaires. Cet état dura environ trois semaines, et, depuis, les fonctions digestives n'ont jamais recouvré leur intégrité.

État actuel. — M. T....... est d'une taille assez élevée ; son teint est pâle, terreux ; sa peau est sèche ; les sclérotiques offrent une teinte légèrement jaunâtre. Il est d'une maigreur extrême, son faciès est profondément altéré.

L'anémie est manifeste et la faiblesse très-grande. La marche est difficile, elle provoque de l'essoufflement et des palpitations de cœur.

L'appétit est capricieux, souvent nul ; la langue est chargée d'un enduit blanchâtre au centre; elle est rouge vers les bords et la pointe. Les digestions sont mauvaises ; elles sont toujours accompagnées d une sensation très-douloureuse à la région épigastrique, et d'abondantes éructations gazeuses ayant une saveur fade. La constipation est habituelle.

L'intelligence est nette, mais le travail intellectuel est impossible. Une simple lecture cause des maux de tête.

La vue est affaiblie ; souvent un nuage semble s'interposer entre ses yeux et l'objet qu'il regarde ; il voit voltiger de petits corps noirs, etc.

Ces symptômes d'amblyopie se rattachent évidemment à l'état anémique : l'ophthalmoscope ne fait découvrir aucune altération organique dans le fond de l'œil.

Le sommeil est mauvais et s'accompagne de rêves pénibles. Les organes thoraciques sont dans un parfait état.

Ce qui mérite surtout une attention sérieuse, c'est l'état du foie ; cet organe a subi une augmentation de volume considérable. La région hypochondriaque droite est le siége d'une sensation de gêne, de pesanteur. Une percussion légère, un choc y développe de la douleur. Le foie dépasse la ligne médiane de l'épigastre et occupe la région épigastrique tout entière. Sur une ligne verticale, tracée au niveau du mamelon, il mesure 22 centimètres.

La rate a aussi considérablement augmenté de volume ; elle dépasse le rebord costal ; sa hauteur verticale est de 13 centimètres.

En face d'un état aussi grave, je conseillai le traitement hydrothérapique, dont les beaux travaux de M. le docteur L. Fleury ont prouvé la merveilleuse efficacité en pareille circonstance. M. T....... préféra avoir recours à la médication thermominérale : je dus accéder à ses désirs.

Le traitement fut ainsi institué : tous les matins un bain de 10 à 12 minutes ; le soir, une douche verticale en pluie et une douche en jet promenée sur toute la périphérie du corps et plus spécialement dirigée sur la région du foie et de la rate ; durée de la douche, 4 ou 5 minutes.

A la sortie du bain, quatre verres d'eau minérale pris à 10 inutes d'intervalle.

10 juillet. — Les quatre verres d'eau minérale n'ont pas suffi pour provoquer les évacuations alvines le premier jour.

Le lendemain, le malade en a pris cinq et a obtenu trois selles copieuses. Depuis, il s'en est tenu à cette dose qui a toujours produit un résultat satisfaisant.

La langue s'est nettoyée ; elle est encore blanchâtre, mais elle n'est plus chargée ; l'appétit est un peu meilleur, mais les digestions sont toujours laborieuses et accompagnées de flatuosités.

Les nuits sont meilleures, le sommeil est moins pénible et n'est plus accompagné de rêves fatigants.

Le volume du foie et de la rate a manifestement diminué.

25 juillet. — Amélioration considérable sous tous les rapports. La langue est nette ; l'appétit revient tous les jours ; il est assez bon et n'est plus irrégulier ni capricieux. Le malade mange avec plaisir des viandes rôties et des œufs à la coque. La digestion, sans être parfaite, n'est plus aussi pénible et n'est plus accompagnée d'autant d'éructations gazeuses. Les douleurs épigastriques ont disparu.

Les nuits sont calmes, le sommeil assez bon et réparateur.

Les forces reviennent, la marche est plus facile.

Le malade peut se livrer à la lecture pendant un temps assez long sans se fatiguer et sans éprouver de céphalalgie. L'état des yeux s'est aussi sensiblement amélioré, les phénomènes amblyopiques ont presque entièrement disparu.

Le volume du foie et de la rate a très-notablement diminué : la hauteur verticale du foie sur la ligne mammaire n'est plus que de 16 centimètres, et transversalement il ne s'étend plus que de 3 centimètres au delà de la ligne de l'appendice xyphoïde.

La hauteur verticale de la rate est de 9 centimètres. Par le palper on ne la découvre plus au-dessous du rebord costal.

A partir de ce moment, l'amélioration générale n'a pas cessé de faire des progrès rapides. Les fonctions digestives se sont

parfaitement régularisées, et, le 25 août, jour du départ de
M. T......., son état était des plus satisfaisants. C'est à peine
si le foie dépassait le rebord inférieur des fausses-côtes ; la rate
aussi était rentrée dans ses limites ; l'appétit était très-bon, l'acte
digestif bien régulier, le sommeil excellent ; les douleurs rhumatismales avaient entièrement disparu. Le malade avait repris des
forces et un peu d'embonpoint, et il pouvait, sans se fatiguer, se
livrer à des travaux intellectuels.

OBSERVATION VI.

**Chloro-anémie. — Engorgement du corps et du col de
l'utérus. — Gastralgie. — Névropathie générale.**

Madame N. ....., âgée de 28 ans, d'une bonne constitution,
d'un tempérament lymphatique, a été réglée à l'âge de 14 ans.

La menstruation a toujours été régulière jusqu'à son premier
accouchement qui eut lieu en novembre 1860 ; elle avait alors
22 ans.

Depuis cette époque sa santé a été gravement altérée. A chaque
époque menstruelle, l'écoulement du sang est tellement considérable, qu'il prend tous les caractères d'une véritable métror-
rhagie. Il dure cinq jours, puis il est remplacé par un écoulement
leucorrhéïque très-abondant.

Depuis son accouchement, Madame M...... présente tous les
signes de la chlorose : pâleur de la peau, décoloration des
muqueuses, essoufflement, palpitations de cœur. Le fer a été
administré sous toutes les formes, seul ou associé aux différents
toniques, sans que jamais la malade en ait obtenu un bénéfice
marqué. On le comprend du reste fort bien en réfléchissant à
l'écoulement véritablement hémorrhagique qui, à chaque époque
menstruelle, détruisait, en quelques jours, tous les bons effets
produits par l'administration des préparations ferrugineuses.

Depuis trois ans, Madame M....... souffre continuellement
de crampes d'estomac ; quelquefois le manger les calme, mais

le plus souvent il les exaspère. La digestion est difficile, accompagnée de renvois souvent nidoreux, quelquefois acides, et aussi d'un gonflement considérable de l'épigastre.

Cette jeune dame se plaint, depuis quatre ans, de maux de tête continuels, de bouffées de chaleur au visage, d'éblouissements, souvent de vertiges, de douleurs névralgiques occupant tantôt la tête, tantôt les membres et souvent le thorax. Elle est très-impressionnable, très-nerveuse, pour me servir de ses propres expressions. La moindre émotion l'agite, provoque des larmes, des étouffements, une sensation de constriction épigastrique, de strangulation et de gonflement du cou. Jamais cet état n'a été accompagné de convulsions.

État actuel. — 14 juin 1866. — L'amaigrissement est considérable. La chloro-anémie est des plus caractérisées. Aux symptômes exposés plus haut, il faut ajouter ceux que révèle l'auscultation : bruit de souffle très-fort *(bruit de diable)* dans les vaisseaux du cou, souffle doux au premier temps, à la base du cœur.

Le volume du ventre est augmenté. Madame M....... est continuellement tourmentée par une sensation de chaleur très-incommode dans le petit bassin, par de fréquentes coliques, par un sentiment de gêne, de tension, de corps étranger pesant sur le périnée, par des tiraillements dans les reins, les aines et les cuisses. Toutes ces sensations sont tellement pénibles que souvent la malade éprouve de la difficulté à s'asseoir ou à se tenir debout, et que la marche est devenue à peu près impossible. Madame M....... éprouve de très-fréquents besoins d'uriner, et la miction est accompagnée d'une sensation de brûlure dans le canal de l'urètre.

La constipation est très-opiniâtre.

Il existe une hyperesthésie vulvo-vaginale, qui rend l'introduction du doigt assez douloureuse. Par le toucher pratiqué la malade étant debout, on constate un léger abaissement et une augmentation de volume considérable du col utérin. Le corps aussi est augmenté de volume, l'utérus est plus lourd, bien moins mobile qu'à l'état normal, et les mouvements que le doigt cherche à lui imprimer y développent une douleur qui, sans être très-vive, est cependant assez marquée.

L'examen au spéculum est extrêmement douloureux; il permet d'apprécier, comme avec le doigt, l'augmentation de volume du col utérin. L'orifice est transversal, large, et donne issue à une abondante sécrétion glaireuse; les lèvres du museau de tanche sont comme boursouflées; la muqueuse est lisse, polie, et on n'y constate ni excoriations, ni granulations, ni ulcérations.

Traitement. — Tous les matins quatre verres d'eau minérale; le soir, un demi-lavement d'eau minérale refroidie. Injections deux fois par jour avec la même eau. Bain, chaque matin, de 15 minutes de durée. Citrate de fer ammoniacal.

25 juin. — Il y a cinq jours, les règles ont paru et ont présenté, comme toujours, le caractère hémorrhagique.

Pendant les trois premiers jours du traitement, il n'y a pas eu d'évacuations alvines. Un verre d'eau de Fréderichshall a été donné conjointement avec cinq verres d'eau de Mondorf, et, dès le premier jour, la malade a eu deux bonnes selles. Ce traitement a été continué pendant trois jours, puis on s'en est tenu à l'usage exclusif de l'eau de Mondorf en boissons et en lavements, et chaque jour elle a déterminé deux ou trois évacuations alvines, faciles et sans coliques.

10 juillet. — Amélioration considérable : les crampes d'estomac ont presque entièrement disparu, il ne reste plus qu'un léger sentiment de gêne et de plénitude épigastrique.

L'appétit est bon, la digestion se fait assez bien et n'est plus accompagnée de ce dégagement considérable de gaz. Le teint est meilleur.

Le toucher n'est, pour ainsi dire, plus douloureux. L'hyperesthésie vulvo-vaginale a fait place à un simple sentiment de chaleur incommode. Le col a manifestement diminué de volume et on peut imprimer des mouvements à l'utérus sans provoquer de douleur. Les besoins d'uriner ne sont plus aussi répétés, et la miction n'est plus douloureuse. Tous les autres malaises ont également cédé, et la malade peut facilement se tenir debout ou assise. Elle commence à faire quelques promenades sans souffrir et sans être fatiguée.

1er août. — L'état de Madame M....... est des plus satisfaisants : la dernière époque menstruelle a été régulière et n'a pas été accompagnée de douleurs. L'écoulement sanguin a toujours été abondant, mais moindre qu'avant le traitement thermal. La couleur du liquide, au lieu d'être rose, est devenue foncée.

L'écoulement catarrhal est à peu près nul. On ne constate plus de souffle à la base du cœur, et le bruit de souffle des vaisseaux du cou est bien plus faible et plus doux.

La malade n'est plus aussi impressionnable. Les divers symptômes hystériques ont presque entièrement disparu.

Le volume du col utérin est presque revenu à son état normal, le corps de la matrice est plus mobile et n'est plus douloureux quand on lui imprime des mouvements avec le doigt. Il n'existe plus de sensations de pesanteur au périnée, ni de tiraillements dans les reins, les aines et les cuisses.

L'appétit est très-bon, les digestions se font régulièrement, la constipation est détruite, les selles sont régulières.

Les forces et l'embonpoint reviennent, les chairs sont plus fermes. Madame M..... peut faire d'assez longues promenades à pied et en voiture, et elle se dispose à quitter Mondorf, très-satisfaite de son état de santé.

OBSERVATION VII.

Lombago et rhumatisme deltoïdien chroniques.

M. D......, âgé de 55 ans, cultivateur, est atteint, depuis le commencement de l'hiver dernier, de douleurs à la région lombaire. Elles ont débuté vers le mois de novembre par ce que le malade appelle un tour de reins : voulant se baisser pour ramasser un objet qu'il venait de laisser tomber à terre, il se sentit tout à coup pris d'une douleur aiguë occupant la région lombaire et s'irradiant vers les fesses et la région sacrée. Toute espèce de mouvements du tronc devint dès lors absolument impossible. On eut recours à un traitement énergique (sangsues, bains émollients, liniments de plusieurs sortes), et les douleurs cédèrent sans toutefois disparaître complètement.

Presque nulles quelquefois, elles prennent en d'autres moments un caractère d'acuité tel que la marche, les mouvements du tronc, surtout la flexion, deviennent tout à fait impossibles, et que le malade est condamné à une inaction complète.

A cette affection sont venues se joindre, au mois de février dernier, des douleurs assez vives, occupant les muscles du bras gauche et principalement le deltoïde. Elles ont débuté pendant une nuit où M. D......, couchant dans une chambre d'auberge humide et frôide, dormit l'épaule étant à découvert. A son réveil, il éprouva à cette région une douleur qui, d'abord assez légère, devint bientôt assez intense pour empêcher tout mouvement du bras, et qu'il fallut avoir recours à deux applications de sangsues, à des cataplasmes laudanisés, etc.

Comme celles de la région lombaire, ces douleurs n'ont jamais disparu complètement. Le froid humide, les variations atmosphériques, les mouvements, les efforts, les exaspèrent.

M. D....... ne peut, pour ainsi dire, se servir de son bras gauche.

Le traitement thermal est commencé le 14 juin : il consiste exclusivement en bain le matin et douches le soir, dirigées sur tout le corps et plus spécialement sur les parties douloureuses.

Les six premiers bains ont été chauffés à 32°, leur durée était de trois quarts d'heure. Ensuite ils ont été administrés à la température naturelle de l'eau, et la durée n'excédait jamais 15 ou 20 minutes.

Trois semaines après le début du traitement, l'état de M. D.... était des plus satisfaisants ; c'est à peine si les mouvements étendus provoquaient de la douleur, et, au bout d'un mois, la guérison était complète.

J'ai revu ce malade trois mois après ; la guérison s'était parfaitement maintenue.

OBSERVATION VIII.

Goutte chronique.

M. L......, négociant, est âgé de 66 ans. Son père était goutteux. M. L..... . est d'une constitution robuste, d'un tempérament sanguin.

Jusqu'à l'âge de 35 ans , il a joui d'une santé excellente. Un érysipèle de la face est la seule maladie dont il ait gardé le souvenir.

C'est en 1835 que M. L....... fut pris de son premier accès de goutte. Il voyageait en voiture découverte, au mois de février, lorsqu'une pluie battante vint le surprendre. Pendant deux heures il resta sur sa voiture avec ses vêtements mouillés et mourant de froid. La nuit suivante, il fut pris de frissons suivis de chaleur, de maux de tête, et il ressentit une légère douleur au gros orteil gauche. Le lendemain, l'articulation métatarso-phalangienne était gonflée, très-douloureuse et très-rouge.

Bientôt le mal envahit les articulations du cou-de-pied et les genoux, et, pendant trois semaines, M. L....... fut en proie à un accès de goutte des plus pénibles.

Depuis cette époque, il a eu chaque année deux ou trois attaques violentes de cette douloureuse affection. Le mal ne resta pas borné aux articulations primitivement atteintes ; il envahit, dans les différents accès qui suivirent, les articulations des doigts, les poignets, les coudes et quelquefois les épaules. C'est surtout sur les articulations des pieds et sur les genoux que le mal a toujours sévi avec le plus de violence. Aussi ces articulations devinrent-elles le siège d'un gonflement et d'une déformation considérables. Les mouvements devinrent gênés et douloureux, et la marche était de plus en plus difficile. En 1857, elle était presque impossible, lorsque M. L......., qui avait passé deux ans à Vichy sans obtenir de résultat satisfaisant, eut recours, d'après mes conseils, à l'usage des bains de Mondorf.

Il est inutile de dire que M. L......., dans le cours de sa douloureuse maladie, avait épuisé toute la série des remèdes réputés infaillibles dans le traitement de la goutte. Les pilules de Lartigue, le sirop de Boubée, l'avaient soulagé ; mais il se louait surtout de l'usage de la liqueur de Laville et du vin de colchique de A. d'Anduran. Ces préparations ne faisaient jamais avorter les attaques, il est vrai, mais elles en diminuaient certainement la violence et la durée.

Comme la plupart des malades qui ne savent jamais s'arrêter à temps dans l'emploi d'un médicament qui les soulage, M. L.... fit un abus incroyable de la liqueur du docteur Laville, et bientôt l'action irritante de cette préparation se traduisit par de fâcheux effets sur les fonctions digestives. L'appétit devint irrégulier, les digestions très-laborieuses. L'ingestion de la plus petite quantité d'aliments provoquait une gène, une pesanteur épigastrique, de violentes crampes d'estomac avec des éructations gazeuses nauséabondes. Une constipation opiniâtre avait remplacé la diarrhée provoquée et entretenue par les préparations antigoutteuses dont il avait singulièrement abusé.

Ajoutons, enfin, que M. L....... avait considérablement maigri ; sa peau était sèche, terreuse ; le sommeil était pénible ; l'intelligence était nette, mais M. L....... était dans un état de dépression morale telle, qu'il avait conçu un véritable ennui de la vie.

Telle était la déplorable situation de ce malade lorsque je l'engageai à se rendre à Mondorf. La première fois, il y resta cinq semaines. Je le vis deux fois pendant son séjour, et, chaque fois, je constatai une amélioration notable dans son état.

Après cette première saison, sa santé avait subi une véritable transformation. Le gonflement des articulations avait sensiblement diminué ; le malade pouvait imprimer à ses jointures, jusque-là presque immobiles, des mouvements assez étendus, sans que ceux-ci provoquassent de la douleur. En un mot, M. L......, que l'on menait à l'établissement dans une petite voiture, et qui depuis longtemps pouvait à peine se tenir à l'aide de deux béquilles, marchait, à son retour de Mondorf, à l'aide de deux cannes, dont il pouvait même se passer pour faire une petite promenade.

L'action de la médication thermale ne fut pas moins remarquable sur l'affection gastro-intestinale. M. L. .... n'était pas depuis quinze jours à Mondorf que l'appétit était devenu plus vif et même pressant. Il attendait avec impatience l'heure des repas. Après trois semaines de traitement, les digestions n'étaient plus accompagnées de ces violentes douleurs épigastriques dont nous avons parlé. Il restait bien un peu de gêne et de pesanteur de l'estomac pendant le travail digestif ; mais les éructations nidoreuses, les crampes gastralgiques avaient disparu. La constipation , qui était si opiniâtre, était également détruite.

L'eau minérale avait toujours été administrée à dose purgative ; le malade en prenait, chaque matin , cinq à six verres successivement, et ce n'est que le quatrième jour que l'effet purgatif se manifesta.

Pour la médication externe, les bains seuls furent mis en usage ; il est vrai de dire qu'à cette époque le système des douches n'était pas encore organisé comme aujourd'hui. L'année suivante, deux accès de goutte se manifestèrent, mais, chose remarquable, leur intensité fut bien moindre et leur durée bien plus courte. C'est à tel point que M. L....... ne songea même pas à employer de remède interne pour combattre la douleur, et qu'il n'eut recours qu'à des liniments calmants.

Au mois de juillet, M. L....... vint passer une nouvelle saison de trente jours à Mondorf. Les résultats furent tout aussi heureux que la première fois: Après cette deuxième saison, il ne resta plus trace des tuméfactions et des déformations articulaires, et les fonctions digestives recouvrèrent leur parfaite intégrité.

Depuis cette époque , M. L....... n'a pas été complètement guéri de la goutte, mais il n'en est pas moins vrai qu'il se regarde comme débarrassé d'un mal qui, indépendamment des horribles souffrances qu'il engendrait, était devenu pour lui, homme d'affaires, une cause de démoralisation par suite de l'inaction à laquelle il se croyait définitivement condamné.

Depuis 1857, M. L....... n'a jamais cessé de venir chaque été passer 20 ou 30 jours aux bains de Mondorf. Depuis cette époque aussi, les accès de goutte aiguë ont été assez rares, un chaque année, rarement deux, et tous remarquables par leur courte durée et leur bénignité.

Je pourrais multiplier des faits de ce genre où l'efficacité des eaux thermales de Mondorf dans le traitement de la goutte est mise dans tout son jour. Cette année encore j'ai vu beaucoup de goutteux qui en ont retiré le plus grand avantage.

Bon nombre de ces malades ont vu disparaître les engorgements douloureux, les déformations articulaires qui les rendaient presque impotents.

Je me réserve de publier plus tard sur ce sujet un travail où il ne me sera pas difficile de prouver que, dans le traitement de la goutte chronique, les eaux minérales de Mondorf jouissent de propriétés véritablement spéciales. Non-seulement elles font disparaître les altérations, les lésions articulaires que cette maladie engendre, mais elles en éloignent toujours les accès, les font quelquefois disparaître, et, dans tous les cas, elles en abrègent singulièrement la durée et la violence.

COUP D'ŒIL

SUR LE

TRAITEMENT HYDROTHÉRAPIQUE

L'hydrothérapie (de $ὕδωρ$, eau, et $θεραπεύειν$, soigner) est généralement considérée comme ayant été inventée par un paysan de la Silésie autrichienne, nommé Vincent Priessnitz. Cependant les recherches de MM. Scoutetten, Boyer, professeur à la Faculté de médecine de Montpellier, Gillebert Dhercourt, contestent à Priessnitz le mérite de sa découverte et tendent à démontrer que cette méthode thérapeutique, réputée nouvelle, n'a, en réalité, rien de nouveau si ce n'est la dénomination, et qu'avant Priessnitz, et depuis les temps les plus anciens, les divers procédés hydrothérapeutiques avaient été mis en usage par bon nombre de médecins. Nous voulons bien admettre que Priessnitz n'a inventé aucun des procédés usités pour l'application de l'eau froide; mais, ce que l'on ne peut contester, c'est qu'à

7

l'empirique de Græfenberg revient l'honneur d'avoir appelé l'attention générale sur une méthode de traitement tombée dans l'oubli et de l'avoir affirmée et vulgarisée par de nombreux et d'incontestables succès. C'est lui qui, le premier aussi, a eu l'idée d'associer la sudation à l'application extérieure de l'eau froide ; il a, de la sorte, fait subir à la médication sudorifique une véritable transformation, et il a rendu à la thérapeutique un immense service dont l'importance est vivement appréciée par tous les praticiens.

Priessnitz n'avait pas étudié la médecine, mais il était doué d'un tact extraordinaire et d'un très-grand esprit d'observation. Il avait remarqué que dans les cas d'entorse, de contusion aux pieds des chevaux, on obtenait des guérisons rapides en lotionnant les parties malades avec de l'eau froide.

Il voulut vérifier plusieurs fois le fait, et, à ce sujet, il se livra à de nombreux essais qui furent tous couronnés de succès et lui inspirèrent une grande confiance dans l'efficacité de l'eau froide pour combattre certaines maladies.

Il commença par appliquer ce moyen au traitement des affections goutteuses et rhumatismales. Ses tentatives furent heureuses et suivies de succès ; il eut le bonheur d'obtenir des guérisons remarquables qui eurent un grand retentissement et fondèrent sa réputation.

Frappés d'étonnement, les montagnards silésiens le regardèrent comme un protégé du ciel, et ils crurent que l'eau, sans vertu par elle-même, acquérait entre ses mains une puissance spéciale et divine. Aux yeux

des curés, són art lui avait été dévolu par le diable, et,
tandis qu'il était l'objet de leurs anathèmes, il était,
d'un autre côté, dénoncé comme exerçant illégalement
la médecine, et l'autorité dut intervenir. En 1830,
cependant, il fut autorisé par le gouvernement autri-
chien à exercer son art, et il fonda alors, sur le sommet
du Græfenberg, un établissement qui prit rapidement
des proportions considérables, et où affluèrent bientôt
des malades de toutes les parties du monde.

La méthode de Priessnitz était essentiellement empirique. Complètement étranger aux connaissances médicales, il admettait toute espèce de malades et les
soumettait tous à un traitement uniforme. Peu lui
importait le diagnostic; pour lui toutes les maladies
étaient justiciables de sa méthode curative. Imbu,
comme le vulgaire, d'idées humoristiques, il voyait
partout à éliminer des matières peccantes dont le sang
est plus ou moins chargé. Il croyait que les douches
*divisent et rejettent au dehors les principes morbifiques
renfermés dans l'organisme,* et naturellement il regardait
son système comme une panacée.

On comprend facilement que de pareils faits, de
semblables idées furent mal accueillis par les sociétés
savantes, et que beaucoup de médecins honnêtes et
sérieux se montrèrent dédaigneux à l'endroit de l'hydrothérapie priessnitzienne, qui ne reposait que sur des
théories chimériques tout à fait en désaccord avec les
connaissances physiologiques et pathologiques.

L'ingestion d'une abondante quantité d'eau froide,
de fortes et fréquentes sudations, provoquées en plaçant

les patients dans des lits de plume, des couvertures de laine, etc., où ils séjournaient jusqu'à 15 à 20 heures; après ces transpirations, des immersions dans l'eau glacée, telle était la base du traitement hydrothérapique institué par Priessnitz. C'était là évidemment une médication énergique, mais qui pouvait être dangereuse.

Par cela même qu'elle était entachée d'empirisme et qu'elle ne reposait en rien sur la base solide du raisonnement et de la physiologie, la découverte de Priessnitz ne pouvait faire de nombreux prosélytes. Il appartenait à l'un des professeurs agrégés les plus distingués de l'école de Paris de dissiper les nuages qui enveloppaient cette nouvelle méthode curative, de la constituer solidement, et de lui assurer une place des plus importantes dans le domaine de la thérapeutique. « A M. Louis Fleury, dit un de nos hydrothérapeutistes les plus distingués, M. le docteur Tartivel, revient l'honneur d'avoir créé une médication scientifique, rationnelle, bienfaisante, sans danger, en soumettant les faits bruts, inexpliqués, placés sous l'empire du hasard, au creuset de l'observation et de l'expérimentation étayées sur des connaissances acquises solides, un jugement droit et sévère, une impartialité et une bonne foi à qui tout le monde rend hommage. » (*Le Progrès*, Paris, 1858.) Certes, M. Fleury n'a jamais eu la prétention, que lui prêtent quelques détracteurs, de voir dans l'hydrothérapie un remède universel; mais il peut revendiquer à juste titre le mérite d'avoir réalisé le vœu formulé par Schedel (1), c'est-à-dire de l'avoir placée sur la base

____

(1) *Examen clinique de l'hydrothérapie.* Paris, 1855.

solide de l'observation et des faits et d'avoir créé une méthode thérapeutique qui fera certainement époque dans l'histoire de la médecine pratique.

C'est après avoir multiplié ses recherches et ses expériences, après avoir soumis tous les faits à la critique la plus sincère, qu'il a pu tirer de savantes déductions, qu'il a donné à l'hydrothérapie la base physiologique qui lui faisait défaut, et qu'il l'a élevée ainsi au rang des médications scientifiques et rationnelles. Grâce à lui, elle a conquis un des premiers rangs parmi les agents les plus puissants de la thérapeutique, et *on doit reconnaître*, suivant l'expression du regrettable Valleix, *qu'il est peu de médications applicables à un plus grand nombre de cas divers.*

Les limites qui me sont assignées par la nature de mon travail ne me permettent pas d'entrer dans tous les développements que comporte la question du traitement des maladies par l'eau froide. Mon seul but est de faire connaître l'effet des agents hydrothérapiques, de donner une idée de leurs différents modes d'application et d'édifier le lecteur sur les diverses maladies auxquelles est applicable l'hydrothérapie rationnelle.

Usage interne de l'eau.

L'usage interne de l'eau doit être considéré au double point de vue de l'hygiène et de la thérapeutique.

Sous le rapport hygiénique, l'eau pure et fraîche, prise à dose modérée, est, sans contredit, la meilleure et la plus salutaire de toutes les boissons. Aucun breuvage ne peut lui être comparé pour étancher la soif, et

l'on sait que son usage habituel est éminemment propre
à maintenir le goût dans toute sa pureté et l'haleine
dans toute sa fraîcheur , à stimuler les fonctions
digestives et à fortifier l'estomac. Ingérée dans la
quantité voulue, c'est-à-dire dans une proportion très-
variable, selon les personnes, l'eau , dit M. de Vauréal,
favorise la chimification et la chylification des aliments,
par suite l'acte intime de la nutrition.

En thérapeutique, les bons effets de l'eau froide
prise à dose modérée ne sont pas moins remarquables.
Considérée comme remède , elle exerce une action
tonique locale et générale. Pour remplir cette indication,
sa température ne doit pas excéder + 8° ou 10° centigrades. Dans ces conditions, elle provoque sur les
muqueuses une réaction analogue à celle qu'elle détermine sur le tégument externe : elle exerce une action
tonique et excitante.

Prise à la *température ordinaire*, l'eau jouit de
propriétés délayantes et sédatives qui sont fort heureusement mises à profit dans un grand nombre de
maladies.

L'ingestion de l'eau froide fait partie de la médication hydrothérapique, il est vrai ; mais l'hydrothérapie
rationnelle n'en considère point l'usage comme indispensable ; dans tous les cas, elle l'administre avec
modération et avec prudence. A Græfenberg , au
contraire, les malades apportent en général, dit Schedel,
dans l'ingestion de ce fluide, une exagération telle qu'il
en résulte souvent des indigestions d'eau, qui sont loin
d'être les moins désagréables et les moins pénibles.

Usage externe de l'eau.

Les procédés suivant lesquels l'eau froide est appliquée à l'extérieur sont assez nombreux. Nous les exposerons brièvement.

« L'eau froide appliquée à l'extérieur, dit le docteur L. Fleury, est, à proprement parler, la base de la médication hydrothérapique. Cet agent, le plus actif de tous, est le seul dont l'emploi puisse être généralisé ; seul, il peut être rationnellement appliqué à tous les cas embrassés par l'empirisme de Priessnitz. »

Administrée de la sorte, l'eau froide a deux modes d'action différents : suivant le procédé employé, elle produit soit des effets sédatifs, soit des effets excitants.

Action sédative ou antiphlogistique.

Pour produire l'effet sédatif, trois choses doivent être prises en considération : 1° la température de l'eau ; 2° la durée de l'application ; 3° la forme de l'application.

1° Relativement à *la température* du modificateur, il est impossible de poser des règles fixes et précises : elle varie suivant certaines indications dont le médecin doit tenir compte. En thèse générale, on peut dire qu'elle doit être telle que le malade éprouve par le fait de l'application de l'eau une sensation de bien-être et de soulagement, et qu'elle sera d'autant plus basse que la constitution du sujet sera plus robuste et que les douleurs seront plus intenses. D'après ces considérations, elle devra varier entre 5° et 15° centigrades environ.

2° Relativement à *la durée* de l'application de l'eau froide, il est certaines limites qu'il est indispensable d'observer. Trop longue, elle peut produire des désordres ; trop courte, elle provoque des effets excitants au lieu de la sédation que l'on voulait produire. Règle générale, l'eau doit être appliquée pendant un temps suffisant pour produire un abaissement de la température des parties soumises à son action, et pour calmer les divers symptômes morbides. Dès qu'on aura obtenu l'effet désiré, on suspendra l'emploi de cet agent, mais on se hâtera d'y revenir aussitôt que reparaîtront les divers phénomènes pathologiques que l'on veut combattre.

3° *Forme.* — Nous ne saurions trop insister sur les précautions qu'il faut prendre dans la manière d'appliquer l'eau froide. En pareille matière, chaque chose a son importance. La sédation, tel est l'effet que l'on veut produire. Dès lors, il faut éloigner tout ce qui peut produire l'excitation, et l'on conçoit facilement que la réaction, qu'il faut absolument éviter, peut être la conséquence du mode d'application de l'eau, surtout de la percussion, des frictions, etc.

Les formes sous lesquelles on applique l'eau pour produire des effets sédatifs sont assez variées ; l'immersion est la forme la plus généralement employée : le bain devra être mis en usage toutes les fois qu'il n'y aura pas d'obstacle sérieux à son emploi. Il est inutile de dire que les bains seront généraux ou partiels, suivant les symptômes morbides que l'on veut combattre. La ceinture humide a joué un très-grand rôle dans l'hydrothérapie priessnitzienne ; aujourd'hui, son usage est plus restreint ; il en est de même de la compresse mouillée et de l'enveloppement que l'hydrothérapie rationnelle met en usage, mais dont l'application exige les plus grandes précautions. Le linge dont on se sert dans ces conditions doit être fortement mouillé, et il faut surtout avoir le plus grand soin de le renouveler fréquemment, car il s'échauffe facilement, et, si l'on attendait trop longtemps, il produirait des alternatives de sédation et de réaction, ce qu'il importe avant tout d'éviter.

Les affusions froides sont employées dans le même but ; leur usage exige aussi les plus grandes précautions : il faut que l'eau soit versée en nappe et qu'elle soit appliquée avec douceur et sans la moindre percussion.

Action excitante.

Nous venons de voir que pour produire la sédation la température de l'eau ne doit pas être trop basse, et que l'application du fluide doit être faite avec douceur, sans aucune percussion et pendant un temps assez long. L'action excitante exige, pour se manifester, des conditions entièrement opposées. Tout à l'heure, il fallait absolument éviter la réaction, ici c'est le contraire : on la recherche.

La réaction est un mouvement vital qu'il est nécessaire d'expliquer. Quand on applique de l'eau froide sur la surface du corps, il se produit un mouvement de retrait du sang qui, abandonnant les parties superficielles, se porte vers les organes profonds ; si la durée de l'application du modificateur est courte, à ce premier mouvement en succède un autre en sens inverse, et le sang se porte vers la périphérie du corps. C'est ce reflux du sang qui constitue ce que l'on appelle la réaction, et c'est dans ce double mouvement que réside l'action excitante du traitement hydrothérapique.

Si, au lieu d'être courte, la durée de l'application de l'eau froide se prolonge, la circulation se ralentit, devient moins active, et l'effet produit est une sédation, une hyposthénisation.

L'action excitante est subordonnée à trois conditions principales : 1° la température de l'eau ; 2° la force de projection du liquide ; 3° la durée de son application.

1° Une température *froide* et *constante,* dit M. Fleury, est la condition *sine quâ non* de l'hydrothérapie rationnelle. Elle doit être comprise entre 8° et 12° centigrades. Au-dessus de 14°, la réaction n'est ni assez rapide ni assez énergique. Au-dessous de 4°, le traitement ne peut durer que quelques jours à cause de l'irritation de la peau et des douleurs que provoque l'application de l'eau à une aussi basse température.

2° Nous savons que l'immersion dans l'eau froide, pendant une ou deux minutes, est suivie d'une réaction caractérisée par une sensation de chaleur et par la rougeur de la peau. Dans ces conditions, la réaction est loin d'être aussi vive et aussi énergique que lorsque l'eau est projetée avec force sur la périphérie du corps. La *force de percussion* est une des conditions les plus importantes à remplir pour que la médication hydrothérapique soit réellement efficace.

Les frictions avec le drap mouillé, les frictions aqueuses avec des éponges dures, avec la main, ont aussi leur mérite, mais elles n'ont pas assez de puissance.

Les douches seules remplissent réellement bien toutes les conditions exigées par le traitement hydrothérapique excitant, et leur application est soumise à des règles que M. Fleury formule en ces termes :

« Une douche trop faible peut avoir l'inconvénient de rester inefficace, mais elle ne peut jamais produire d'accidents ; une douche trop forte est toujours très-dangereuse. »

« Les meilleures douches sont celles qui sont fournies par un réservoir placé à 15 mètres au-dessus du sol, élévation qui correspond, à peu de chose près, à une pression d'une atmosphère et demie. »

« Mais ces douches elles-mêmes doivent être modifiées, mitigées, graduées suivant les indications du moment, se rattachant soit au malade, soit à la maladie. » (1).

3° La *durée* d'une douche peut être très-courte, et, dans ce cas, elle ne produira jamais d'inconvénient. Il n'en est pas de même si on administre une douche trop longue ; celle-ci, en effet, est toujours plus ou moins dangereuse. Nous avons dit que, lorsque la surface du corps est soumise à l'action de l'eau froide, le sang gagne immédiatement les organes profonds, puis qu'au bout d'un certain temps, variable suivant les sujets, et qui oscille entre 5 et 40 secondes, il y a reflux du sang

(1) L. Fleury, *loc. cit.*

du centre vers la périphérie, et que ce mouvement constitue la réaction. Si dans l'administration d'une douche on s'arrête quand ce second mouvement se produit, c'est-à-dire après un temps qui varie entre 30 secondes et 2 minutes, la réaction continue avec force, la circulation capillaire s'active, toutes les fonctions s'accomplissent avec facilité, et l'on éprouve une sensation de bien-être et une vigueur très-remarquables. Mais si, quand la réaction s'est manifestée, on continue la douche, les choses changent de face : une nouvelle sensation de froid se produit et se continue, le sang afflue dans les organes profonds et les congestionne ; le sujet éprouve un malaise extrême, une oppression très-vive, un sentiment de froid très-pénible. Cet état se prolonge pendant plusieurs heures, et les accidents les plus graves peuvent être la conséquence de l'application trop prolongée de l'eau froide. ·

On comprend dès lors combien il faut attacher d'importance à la durée d'une douche et combien il faut de tact et de prudence dans l'application des divers procédés hydrothérapiques.

Il n'est pas toujours possible d'administrer d'emblée une douche générale : souvent il faut préparer le sujet par des lotions et des frictions, et ce n'est souvent qu'après quelques jours de préparations que le malade peut être placé sous la douche sans inconvénient et sans qu'il soit pris de suffocation.

Il est une condition dont on ne tient pas toujours suffisamment compte dans l'application extérieure de l'eau froide, et qui a une importance extrême. C'est la *forme* de cette application. A cet égard il faut bien se rappeler que plus l'eau est divisée, plus la stimulation est énergique, plus la réaction est forte : ainsi, la douche en lame est moins excitante que la douche en pluie ou en poussière.

La *direction* de la douche a aussi une grande importance : l'action est d'autant plus énergique que l'eau frappe plus perpendiculairement la surface du corps. A ce double point de vue, les douches en cercle, les bains de siége à eau courante, ont certainement plus de puissance que les douches verticales.

Il est un moyen fort employé en hydrothérapie comme excitant et qui mérite une mention toute particulière, je veux parler de la friction avec le drap mouillé. Elle se pratique de la manière suivante :

On trempe dans l'eau froide un drap de toile grossière, puis, après l'avoir tordu plus ou moins fortement, on le jette sur le malade, de façon que celui-ci soit complètement et rapidement enveloppé, et l'on pratique pendant deux minutes environ des frictions vives et énergiques sur toutes les parties du corps. Cela fait, on remplace le drap mouillé par un drap sec, en continuant les frictions pendant environ une ou deux minutes. Une vive réaction est la conséquence de ce procédé que l'on met très-souvent en usage au début d'un traitement hydrothérapique chez les malades que, pour des raisons particulières, on ne veut pas placer d'emblée sous la douche. Il est aussi très-avantageusement employé par les personnes qui veulent continuer chez elle une partie du traitement hydrothérapique qu'elles ont subi dans un établissement spécial.

Nous venons de voir qu'il existe plusieurs modes d'application générale de l'eau ; nous devons aussi mentionner les applications partielles qui répondent à des indications spéciales.

Parmi les applications locales de l'eau froide, les bains de siége, les bains de jambes et les bains de pieds occupent le premier rang et sont très-fréquemment employés comme dérivatifs ; ils s'administrent dans des bassins à eau courante. Les bains de jambes sont surtout mis en usage pour combattre les maux de tête, les congestions céphaliques, et ils parviennent facilement à les dissiper. J'ai souvent recours, dans ce but, à des bains de pieds alternativement chauds et froids. Voici comment l'on procède : un bassin d'eau chaude et un bassin d'eau froide sont placés devant le malade, qui plonge d'abord ses pieds jusqu'à la cheville dans l'eau chaude, puis dans l'eau froide : il recommence deux ou trois fois chaque opération, ce qui fait en tout quatre ou six immersions commencées par l'eau chaude et terminées par l'eau froide. La durée de chacune d'elles doit être d'une minute environ. Je ne connais pas de moyen plus efficace en hydrothérapie pour dissiper les congestions cérébrales et pour ramener la chaleur aux pieds chez les personnes qui les ont habituellement froids. L'usage quotidien de ce genre de bains détruit en quelques semaines cette fâcheuse disposition.

Les douches partielles ou locales ont été introduites par M. L. Fleury dès l'année 1846 dans la pratique de l'hydrothérapie. Elles jouent un rôle extrêmement important dans le traitement d'un grand nombre de maladies. Les limites de mon travail ne me permettent pas d'en parler avec détail. Il en est de même des divers appareils employés en hydrothérapie. Les personnes que cette question peut intéresser en trouveront la description dans l'excellent traité d'hydrothérapie de M. Fleury.

L'administration des douches partielles repose sur les mêmes bases et doit être soumise aux mêmes règles que celle des douches générales.

Un exercice modéré est nécessaire avant d'aller prendre une douche, mais j'insiste sur ce point : il faut qu'il soit modéré. On devra bien se garder de se livrer à un exercice violent et de faire des courses rapides, de telle sorte que la peau soit couverte de sueur et la respiration accélérée au moment de se présenter sous la douche. Si l'exercice avait produit un pareil résultat, il faudrait, avant de se soumettre à l'action de l'eau froide, avoir la précaution de se faire frictionner avec un drap bien sec et attendre que les battements du cœur et les mouvements de la respiration aient repris leur rhythme normal.

Sudation.

Il y a une vingtaine d'années, on faisait un véritable abus des sudations ; chez presque tous ses malades Priessnitz provoquait des transpirations fréquentes et très-prolongées. Pour arriver à ce résultat, il employait deux procédés : l'enveloppement sec ou maillot hydrothérapique et l'enveloppement humide. En voici la description : le premier consiste à envelopper le malade entièrement nu dans une épaisse couverture de laine étendue sur un lit de sangles, de telle façon qu'elle soit exactement appliquée autour du cou, sans gêner toutefois la circulation. La tête demeure à l'air libre. Le malade étant ainsi empaqueté, on étend encore par-dessus lui des couvertures ouatées, un lit de plumes, un édredon, etc., puis l'on attend l'arrivée de la sueur.

L'enveloppement humide ne diffère du précédent que par ce fait que le malade est d'abord enveloppé dans un drap mouillé ; le reste de l'opération se pratique comme nous venons de le dire.

Par ce dernier procédé, la sueur vient encore plus lentement que par le maillot simple ; elle ne se produit, en effet, qu'après que le drap a été réchauffé et séché.

A Græfenberg elle ne se faisait pas trop attendre pour certains malades, et la séance ne durait qu'une heure ou deux ; mais quelques autres n'étaient pas aussi heureux, et ce n'est qu'après 12 et même 15 ou 20 heures qu'ils étaient délivrés.

On conçoit combien un pareil procédé présentait d'inconvénients. C'est pour y obvier que M. Fleury a substitué l'*étuve sèche* à l'enveloppement. Voici en quoi consiste son procédé opératoire. Le malade, entièrement nu, est placé sur une chaise, les pieds reposant sur un escabeau. Il est entouré jusqu'au cou par deux couvertures de laine, recouvertes elles-mêmes par un manteau imperméable, qui laissent la tête entièrement libre et que plusieurs cerceaux éloignent du corps, de telle sorte que celui-ci se trouve enfermé dans une atmosphère exactement circonscrite et bien close. Une lampe à alcool, munie de quatre becs, est placée sous le siége. Aussitôt que la sueur commence à couler, on ouvre une fenêtre pour permettre à l'air extérieur de pénétrer dans la salle, et le malade boit de temps en temps un quart de verre d'eau. La durée de l'opération varie suivant les conditions individuelles. Quand on veut y mettre fin, on enlève le manteau imperméable et la première couverture de laine, et le malade, enveloppé de l'autre couverture, se rend vers la piscine, ou vers la douche, dont la durée ne doit guère dépasser deux minutes.

Des indications du traitement hydrothérapique.

La sédation et l'excitation tonique constituent les deux leviers de l'hydrothérapie rationnelle. Ceux-ci peuvent se prêter à un certain nombre de combinaisons et donner lieu à plusieurs genres de médications que M. Fleury divise en deux classes. Celles de la première classe sont au nombre de trois :

1° Médication antiphlogistique ;
2° Médication hémostatique ;
3° Médication sédative ou hyposthénisante.

Celles de la deuxième classe sont au nombre de sept :

1° Médication reconstitutive et tonique ;
2° Médication excitatrice ;
3° Médication révulsive ;
4° Médication résolutive ;
5° Médication sudorifique, altérante, dépurative ;
6° Médication antipériodique ;
7° Médication hygiénique ou prophylactique.

Médications de la première classe.

La médication *antiphlogistique* s'obtient au moyen des applications prolongées d'eau plus ou moins froide, et convient dans les maladies fébriles, dans les inflammations superficielles. On connaît les heureux effets de l'eau très-froide dans les accidents traumatiques : plaies contuses, entorse, etc.

La médication *hémostatique*, comme l'indique son nom, s'adresse aux hémorrhagies diverses, et, dans ce cas, l'eau doit être employée à très-basse température.

La médication *sédative, hyposthénisante,* est destinée à combattre l'hyperesthésie, la douleur, l'excitation nerveuse. Elle convient dans les accidents ataxiques de la fièvre typhoïde, dans les névralgies, les névroses, l'hystérie, l'épilepsie, le délire nerveux, les vomissements incoercibles, etc.

Médications de la deuxième classe.

La médication *tonique* et *reconstitutive* résulte de l'application très-courte de l'eau à la température de 8 ou 10 degrés centigrades. Elle convient particulièrement à la chlorose, à l'anémie, aux constitutions lymphatiques, aux sujets affaiblis et débilités, etc.

La médication *excitatrice* convient toutes les fois qu'il faut exciter la sensibilité et la contractilité, dans les diverses paralysies, par exemple. En pareil cas, la douche de très-courte durée est la forme d'application de l'eau qui est le plus convenable.

La médication *révulsive* est certainement une des plus importantes du traitement hydrothérapique. Elle peut se produire, soit par congestion, soit par augmentation d'action organique de la peau. L'effet produit par la ventouse donne une idée nette de la révulsion par congestion. Les cas où cette médication peut convenir sont extrêmement nombreux : névralgies, rhumatismes musculaires, congestion chronique des principaux organes, inflammations catarrhales au début, affections utérines, etc.

La médication *résolutive* est appliquée, comme son nom l'indique, à la résolution des tumeurs, des engorgements. Elle est très-efficace contre l'obésité.

La médication *sudorifique*, *altérante*, exige, comme on le conçoit, l'emploi combiné des sudations et des applications extérieures de l'eau froide. Elle est applicable à un très-grand nombre de cas et convient aux congestions chroniques, aux affections rhumatismales et goutteuses, aux névralgies, à la migraine, aux affections chroniques du tube digestif, etc.

La médication *antipériodique* est des plus remarquables : ce mode d'action de l'eau froide a été mis hors de doute par les travaux de **MM.** Fleury et Becquerel. On empêche la manifestation des accès périodiques en administrant une douche peu de temps avant le moment présumé de leur apparition.

La médication *prophylactique* ou *hygiénique* est le corollaire des précédentes. Elle dissipe les dispositions aux catarrhes et aux rhumatismes que présentent certains sujets très-impressionnables à l'action des changements atmosphériques, elle fortifie la constitution, modifie le tempérament lymphatique et en empêche les manifestations morbides.

L'eau froide, appliquée à l'extérieur, dit M.° de Vauréal, est un modificateur nerveux ; elle réveille toutes les actions réflexes de la vie organique ; elle rend la circulation capillaire plus active et, par suite, augmente la somme des actes cellulaires, c'est-à-dire la nutrition. Sous son influence répétée, l'économie reprend l'habitude de réagir plus vite, habitude qui nous protége contre le refroidissement et ses effets. Enfin, peu à peu, le tempérament est modifié d'une manière assez heureuse pour permettre au médecin de combattre les maladies de misère qui viennent d'un défaut de nutrition, telles que le tubercule, le cancer, le diabète, la chlorose et la leucocythémie (1).

A ce titre, l'hydrothérapie devrait occuper la première place dans l'hygiène des familles. Grâce à l'ingénieux appareil imaginé par M. Eydt, architecte à Luxembourg, elle peut être convenablement appliquée au domicile des malades, dans les établissements hospitaliers et dans les maisons d'éducation. Cet appareil réunit toutes les conditions indispensables pour produire une action hydrothérapique puissante et efficace.

L'action complexe, multiple, de l'hydrothérapie rend facilement compte de la puissance et de l'énergie de cette médication. Dans le discours que fit M. Fleury, lors de l'inauguration de l'enseignement officiel de l'hydrothérapie, dont il fut chargé à l'hôpital militaire de Bruxelles, nous trouvons ces paroles :

(1) Ch. de Vauréal. *Esquisse des effets physiologiques et thérapeutiques de l'eau.* Paris, 1865.

« La médication hydrothérapique est applicable à toutes les maladies chroniques et à un grand nombre de maladies aiguës : sous certaines conditions d'application méthodique, rationnelle, scientifique, elle ne nuit jamais, elle soulage toujours, elle guérit souvent alors même que toutes les autres ressources de la thérapeutique sont devenues impuissantes et que les malades paraissent être irrévocablement condamnés, soit à de longues et pénibles souffrances, soit même à une mort inévitable et prochaine. »

OBSERVATION I.

Névralgie trifaciale. — Chlorose.

Mademoiselle R...... est âgée de 22 ans, d'une assez bonne constitution, d'un tempérament lymphatico-nerveux. Menstruation régulière depuis l'âge de 14 ans. N'a jamais été atteinte de maladie grave.

Il y a 15 mois, à la suite d'un petit voyage en voiture découverte et par un mauvais temps, elle ressentit des douleurs vives dans le côté gauche de la face et dans les dents correspondantes du maxillaire inférieur. Quelques jours après, les douleurs envahirent la région temporale et le globe de l'œil. Traitée par la belladone, cette névralgie fut calmée pendant quelque temps, mais ne disparut pas complètement.

Deux mois après le début de cette affection, les douleurs se manifestèrent de nouveau avec une intensité extrême. Des élancements extrêmement vifs comme des traits de feu se faisaient sentir dans tout le côté gauche de la figure et principalement dans la tempe, la joue, les molaires inférieures gauches, le menton et l'œil, qui se gonflait, devenait rouge et larmoyant.

La deuxième molaire gauche paraissait plus spécialement le siége des douleurs, et il semblait à la malade qu'elle était plus élevée que les autres. Sur les conseils du médecin, cette dent fut enlevée, mais cette extraction ne fut suivie d'aucun soulagement.

Depuis cette époque, et malgré une foule de traitements, cette névralgie n'a pas laissé de repos à la malade. Quelquefois, sous l'influence d'une médication, elle diminuait; puis, après de courtes rémissions, elle se reproduisait avec une nouvelle intensité. La mastication déterminant des souffrances excessives, la malade s'abstenait autant que possible de manger, et, dans tous les cas, elle ne prenait que des aliments liquides ou demi-liquides, et n'exigeant que de faibles mouvements des mâchoires. On conçoit que, dans de pareilles conditions, la santé générale ne tarda pas à s'altérer. Mademoiselle R...... pâlit et maigrit; elle devint très-impressionnable; les règles parurent toujours régulièrement, mais le sang devint moins abondant, moins foncé en couleur, et prit une teinte plutôt rose que rouge. Le 15 juin 1866, cette jeune fille venait nous consulter à Mondorf, et nous constations l'état suivant :

Mademoiselle R....... est très-maigre, le teint est pâle, les muqueuses décolorées, la peau sèche et terreuse. Bruits de souffle dans les vaisseaux du cou; palpitations de cœur sans bruits anormaux.

Très peu d'appétit; langue blanche. Les digestions sont assez bonnes, mais la malade mange très-peu, et, dans tous les cas, elle s'abstient des aliments qui exigent des efforts de mastication. Selles régulières.

La malade se plaint de douleurs dans tout le côté gauche de la face. Ces douleurs sont continues, mais elles présentent des paroxysmes où elles acquièrent une violence extrême. Ces exacerbations surviennent tantôt sans cause bien appréciable, et tantôt sous l'impression du froid ou bien par le fait d'un mouvement des mâchoires. Ces paroxysmes se déclarent plusieurs fois par jour, et alors le côté gauche de la face se gonfle de même que la paupière, et l'œil devient rouge et larmoyant. Il existe trois points où la pression provoque une douleur très-vive : ce sont les points sus-orbitaires, temporal et mentonnier.

Prescription.— Quatre verres d'eau minérale tous les matins pendant trois jours, en vue de combattre l'état saburral des premières voies. Après cela, un verre matin et soir. — Sous-carbonate de fer matin et soir, une douche froide en nappe et une douche en jet mitigée, promenée sur toute la surface du corps. Tous les deux jours, sudation en étuve sèche suivie d'une douche générale en nappe pendant une minute et demie.

20 juin. — Amélioration considérable. L'eau minérale a provoqué d'abondantes évacuations alvines ; la langue s'est nettoyée et l'appétit est devenu meilleur. Les douleurs sont moins vives ; les paroxysmes moins fréquents et bien moins violents.

26 juin. — Les douleurs continues ont presque entièrement disparu ; les accès sont bien plus rares, plus courts et moins pénibles. La pression sur les trois foyers douloureux que nous avons signalés provoque encore de la douleur, mais celle-ci n'est plus aussi violente et n'arrache plus de cris à la malade comme auparavant. — Les nuits sont bonnes et le sommeil n'est plus troublé par les accès de douleur qui se manifestaient si souvent avant le traitement hydrothérapique. A partir de ce jour, l'amélioration ne cesse de faire des progrès, et, le 10 juillet, les accidents névralgiques avaient entièrement disparu. Il n'existait plus ni douleurs continues, ni paroxysmes. La pression sur les foyers, autrefois douloureux, ne provoquait plus de souffrance. — L'appétit était bon, la face se colorait, les forces revenaient, etc.

15 juillet. — Mademoiselle R....... nous quitte dans un état de santé extrêmement satisfaisant.

OBSERVATION II.

Engorgement et ramollissement du col utérin avec ulcérations exubérantes et fongueuses. — Abaissement de l'utérus. — Gastralgie et chlorose.

Madame M......., de Paris, est âgée de 23 ans, d'une bonne

constitution, d'un tempérament sanguin-lymphatique. La menstruation s'est établie à l'âge de 16 ans, mais avec beaucoup de difficulté. Les règles ont toujours avancé, et chaque époque menstruelle était suivie d'un écoulement leucorrhéïque très-abondant et qui durait 8 ou 10 jours.

Depuis sa plus tendre enfance, Madame M...... a été sujette à des épistaxis fréquentes. A l'âge de 12 ans, elle fut atteinte d'une fièvre typhoïde grave. Depuis cette époque, elle a éprouvé de fortes palpitations de cœur, de l'essoufflement. Depuis l'âge de 7 ou 8 ans, elle a souffert de fréquents accès de migraine ; il y a 5 ou 6 ans, cette jeune dame a commencé à souffrir de l'estomac. Les digestions sont devenues laborieuses, pénibles, accompagnées de flatuosités et quelquefois de douleurs aiguës à la région épigastrique.

Madame M...... s'est mariée à l'âge de 22 ans et est devenue immédiatement enceinte. La grossesse fut des plus pénibles : pendant les quatre premiers mois, une sialorrhée abondante et continuelle, compliquée de vomissements aqueux et alimentaires très-fréquents, avait énormément fatigué la malade. Dès le deuxième mois, elle éprouva aussi à la région lombaire des douleurs assez vives qui persistèrent pendant toute la durée de la gestation, et qui, dans le dernier mois, forcèrent cette jeune dame à garder le repos absolu. Chose curieuse, Madame M..... n'eut pas un seul accès de migraine pendant tout le temps de sa grossesse. L'accouchement eut lieu le 30 mars 1866 ; le travail fut long et pénible, et on fut obligé d'avoir recours au forceps. Les suites immédiates de cette couche ne présentèrent rien de particulier. Mais, peu de temps après, se déclara une pleurodynie très-pénible, et qui gênait la respiration. Cette affection ne céda qu'incomplètement à l'usage des vésicatoires. En même temps reparut la douleur de la région lombaire, mais alors elle devint beaucoup plus intense, et cet état se compliqua d'une sensation d'un corps lourd pesant sur le périnée, de douleurs parfois très-vives dans la région hypogastrique, et de tiraillements dans les aines et les cuisses. Les envies d'uriner devinrent très-fréquentes, et la miction était accompagnée d'un sentiment de cuisson.

Madame M......... a été réglée deux fois depuis son accouchement. Chaque fois, la perte de sang a été très-considérable et a duré huit jours.

État actuel. — *4 juillet 1866.* — Teint pâle ; muqueuses décolorées ; peau sèche, jaune cire. L'exercice le plus modéré occasionne de la fatigue, la moindre marche provoque de l'essoufflement et des palpitations de cœur. Bruit de souffle dans les vaisseaux du cou et à la base du cœur.

Rien de particulier à noter du côté des poumons.

Peu d'appétit ; bouche amère le matin ; la langue est cependant nette. — Digestions laborieuses ; flatuosités ; gonflement et pesanteur épigastriques après l'ingestion de la plus petite quantité d'aliments. Ballonnement du ventre. — Selles irrégulières.

Douleurs lombaires et hypogastriques continues et devenant quelquefois tellement vives, que la malade les compare à celles de l'accouchement. — Écoulement leucorrhéïque très-abondant, surtout après les époques menstruelles, et souvent teint de rouge.

Par le toucher pratiqué la malade étant debout, on constate un abaissement léger de l'utérus ; le col est volumineux, et son tissu est très-mou. Le corps de l'utérus a aussi un volume plus considérable.

L'examen pratiqué avec le spéculum à trois valves est assez douloureux. Le volume du col est tel que l'instrument complètement ouvert peut à peine l'embrasser tout entier. L'orifice utérin est largement ouvert et donne issu à un liquide glaireux légèrement teint de rouge. Sa surface est bosselée et entièrement couverte de granulations énormes, molles et saignant au moindre contact.

N'ayant en ce moment à ma disposition qu'un crayon de nitrate d'argent, je pratiquai une cautérisation aussi énergique que possible. Je prescrivis le traitement hydrothérapique, l'usage de trois demi-verres d'eau minérale par jour, et du sous-carbonate de fer à prendre à chaque repas.

Madame M....... reçoit matin et soir une douche verticale en pluie et une douche générale en jet promenée sur toutes les parties du corps. Matin et soir, injections d'eau froide.

10 juillet. — La malade me déclare qu'elle se trouve parfaitement de l'usage des douches. Les douleurs des reins et de l'hypogastre ont diminué, et elles sont presque nulles après chaque séance hydrothérapique.

L'appétit est meilleur.

Le col est un peu moins volumineux ; le spéculum l'embrasse plus facilement. Le tissu est toujours mou ; les granulations semblent moins volumineuses et sont moins saignantes. Je pratique une cautérisation superficielle avec un cautère rougi à blanc. Un cautère de petit diamètre est d'abord introduit rapidement dans l'ouverture du col, puis un autre est promené sur toute la surface granuleuse. La malade, que cette opération avait effrayée, déclare qu'elle n'a pas ressenti la moindre douleur.

25 juillet. — L'amélioration a fait des progrès sensibles : l'appétit est bon ; les digestions sont moins laborieuses et ne sont plus accompagnées de douleurs épigastriques ; il y a bien moins de flatuosités ; le ballonnement du ventre a presque entièrement disparu. Il n'y a plus de tiraillements dans les aines et les cuisses ; il n'existe plus que de légères douleurs aux régions lombaire et hypogastrique. Les envies d'uriner sont bien moins fréquentes, et la miction ne provoque plus de cuisson.

Le col a sensiblement diminué de volume ; le tissu est plus ferme, et les granulations sont bien plus petites et n'occupent plus guère que les deux tiers de la surface du col. — Je pratique une nouvelle cautérisation superficielle au fer rouge.

15 août. — Les règles ont paru le lendemain de la dernière cautérisation. — Elles ont duré 7 jours. L'écoulement du sang a été notablement diminué par les douches révulsives dirigées sur la partie supérieure du tronc et sur les membres thoraciques.

Les phénomènes gastralgiques ont disparu, l'appétit est vif ; les digestions régulières : le teint devient meilleur ; les muqueuses sont moins décolorées ; les chairs sont plus fermes.

Il n'existe plus de douleurs à la région des reins et à l'hypogastre ; c'est à peine si la malade y ressent un peu de gêne. — La sensation de pesanteur sur le périnée a entièrement disparu.

L'écoulement leucorrhéïque est presque nul et ne présente plus la moindre teinte rouge.

Le volume du col est diminué de moitié ; sa surface est lisse et ne présente plus de granulations que sur une place large comme une pièce de 50 centimes ; le tissu du col est plus ferme.

Nouvelle cautérisation *ut suprà*.

1er septembre. — Les règles ont paru le 25 août. — Elles se sont établies facilement, et l'écoulement du sang a marché comme à l'époque précédente. — Tout symptôme de chlorose et de dyspepsie a disparu.

Il n'existe plus d'autres phénomènes morbides qu'une très-légère augmentation de volume du col et quelques granulations très-fines sur une petite place large comme une pièce de 20 cent.

Nouvelle cautérisation au fer rouge.

20 septembre. — Tous les symptômes qui se rattachaient à l'état du col utérin ont disparu. On ne constate plus d'abaissement de l'utérus. Madame M....... peut faire de longues promenades à pied sans fatigue et sans douleur ; les digestions sont parfaites, et elle quitte Mondorf dans l'état de santé le plus satisfaisant.

Réflexions. — Cette observation et plusieurs autres parfaitement semblables, que je pourrais relater, donnent une idée des heureux résultats que l'on peut obtenir de la médication hydrothérapique et des cautérisations au fer rouge dans le traitement des affections les plus graves de l'organe gestateur de la femme.

L'hydrothérapie seule, sans le concours d'un autre agent, fait disparaître tous les phénomènes qui se rattachent aux congestions de l'utérus, à l'augmentation de volume, aux déviations de cet organe, aux altérations du col ; mais ces résultats sont plus faciles et plus prompts si l'on combine les cautérisations avec l'usage de l'eau froide. — A cet égard, l'expérience que j'ai acquise me permet de m'associer complètement aux idées de M. Fleury qui, le premier, s'est sérieusement occupé des applications de l'hydrothérapie aux affections utérines. C'est dans son *Traité d'hydrothérapie* qu'on trouve les observations les plus positives, les documents les plus rationnels et les plus sérieux sur le traitement d'un certain nombre de maladies de l'utérus par l'eau froide.

Voici, du reste, ses conclusions :

« 1° L'hydrothérapie, les douches froides locales ou générales ne guérissent point directement les ulcérations du col utérin. »

« 2° Les douches froides permettent d'obtenir la résolution complète d'engorgements, soit hypertrophiques, soit indurés, de l'utérus, alors même que ces engorgements sont anciens, considérables, et qu'ils ont résisté aux différentes médications usuelles et notamment à l'application du fer rouge. »

« 3° En résolvant l'engorgement de l'utérus, les douches froides rendent facile la cicatrisation d'ulcérations qui, liées à cet engorgement et entretenues par lui, ont résisté à des applications réitérées de divers caustiques et même au cautère actuel ; elles permettent également d'obtenir le redressement complet et définitif de la matrice, lorsque le déplacement est causé ou maintenu par l'augmentation de volume et de poids subie par la matrice. »

« 4° L'action exercée par les douches froides est double ; elle s'adresse simultanément aux accidents locaux et mécaniques, et aux symptômes généraux et sympathiques ; elle combat directement, et l'un par l'autre, ces deux ordres de phénomènes et arrive ainsi à une guérison solide. »

« 5° En faisant disparaître l'engorgement, en ramenant l'utérus à sa direction normale, les douches froides font disparaître une cause fréquente de stérilité. »

« 6° Par l'action qu'elles exercent d'une part, sur l'organe gestateur, et, d'autre part, sur l'organisme tout entier, les douches froides éloignent plusieurs causes fréquentes d'avortement. »

« 7° Les douches froides, convenablement administrées, sont la meilleure modification que l'on puisse opposer à l'hyperesthésie utéro-vulvaire. »

« 8° Les douches froides générales peuvent être administrées, *pendant l'époque menstruelle*, non-seulement sans danger, mais encore avec avantage ; elles exercent sur la circulation utérine et générale une action régulatrice qui a pour effet de ramener le flux cataménial à des conditions physiologiques, toutes les fois qu'il s'en est écarté. »

« 9° Les douches froides sont la médication la plus efficace que l'on puisse employer pour prévenir ou combattre la congestion utérine, cause si puissante et si commune des engorgements, des déplacements et des ulcérations de la matrice. »

OBSERVATION III.

Gastralgie. — Congestion chronique du foie. — Anémie.

M. P...... est âgé de 38 ans, d'un tempérament lymphatico-sanguin, d'une assez bonne constitution. Il a toujours joui d'une bonne santé jusqu'à l'âge de 30 ans. Jamais il·n'a été affecté d'une maladie grave quelconque. Il y a 8 ans, sans cause connue, M. P....... commença à souffrir de l'estomac ; les digestions devinrent laborieuses, accompagnées de gonflement épigastrique et de renvois gazeux. Malgré une foule de médications plus ou moins appropriées, jamais M. P....... n'est parvenu à se débarrasser complètement de ses accidents dyspeptiques. Diminuant habituellement pendant l'été, ils reparaissaient en hiver avec plus d'intensité.

Il y a deux ans environ, survinrent des crampes d'estomac fort douloureuses. Les digestions devinrent extrêmement pénibles ; elles étaient presque toujours accompagnées de douleurs vives à la région épigastrique, de dégagement de gaz souvent fétides, de renvois acides et quelquefois de vomissements. — Un large vésicatoire appliqué sur l'épigastre, le sous-nitrate de bismuth associé à la magnésie, l'usage de l'eau de Vichy, parvinrent avec peine à calmer ces souffrances, mais les fonctions digestives restèrent toujours plus ou moins troublées. Depuis longtemps la constipation était habituelle.

L'hiver dernier, vers le mois de février, les symptômes gastralgiques se manifestèrent de nouveau avec une violence extrême. Depuis cette époque, les douleurs de l'estomac sont continues et présentent souvent des exacerbations pendant lesquelles elles deviennent intolérables.

État actuel. — *1ᵉʳ juillet 1866.* — Amaigrissement considérable ; peau sèche, jaunâtre ; affaiblissement très-marqué des forces musculaires. — Muqueuses décolorées ; palpitations et essoufflement provoqués par la marche. Appétit insignifiant, langue légèrement chargée ; bouche amère. — Digestions pénibles accompagnées de distension, de douleurs épigastriques ; éructations nidoreuses et acides. — Constipation opiniâtre.

L'examen des organes thoraciques ne révèle rien d'anormal.

La palpation fait découvrir une augmentation de·volume considérable du foie. On constate par la percussion que cet organe dépasse de 7 centimètres le rebord costal, et qu'il s'étend à 6 centimètres à gauche de la ligne médiane de l'épigastre.

Prescription. — Cinq verres d'eau minérale tous les matins. Matin et soir, douche en pluie et douche en jet promenée sur tout le corps et spécialement sur la région du foie et de l'estomac.

6 juillet. — Le malade a obtenu deux ou trois selles chaque jour ; il éprouve de l'amélioration. L'appétit est un peu revenu, mais les digestions sont toujours laborieuses. — Deux verres d'eau minérale seulement par jour.

15 juillet. — État général bien meilleur ; l'appétit est revenu, il est même assez bon ; les digestions se font mieux. — Elles ne sont plus accompagnées de douleurs, mais seulement d'un peu de gêne et de renvois gazeux sans odeur ; les forces reviennent. Le foie a diminué de volume : il ne dépasse plus les côtes que de 4 centimètres.

1ᵉʳ août. — L'état de M. P....... est très-satisfaisant. L'appétit est vif ; le sommeil est très-bon ; les fonctions digestives sont régulières ; la constipation est complètement détruite. Le foie dépasse à peine le rebord des côtes, et il ne s'étend que de 2 centimètres au delà de la ligne médiane.

Le teint est bien meilleur ; la peau est douce au toucher ; les forces musculaires sont revenues ; le malade peut se livrer à la marche et faire des promenades sans fatigue, sans essoufflement et sans palpitations.

M. P......., que des affaires urgentes rappellent chez lui, nous quitte en se proposant de revenir achever sa guérison que, du reste, il regarde comme complète. Il revient en effet, 20 jours après, mais seulement pour me témoigner sa reconnaissance, car il me déclare être très-satisfait de son état.

OBSERVATION IV.

Hystérie chez l'homme. — Gastralgie.

L'hystérie s'observe-t-elle chez l'homme ? Cette affec-

tion est-elle exclusivement propre à la femme? Telle est
la question qui, depuis longtemps, divise les patholo-
gistes.

La plupart des auteurs plaçant le siége de l'hystérie
dans l'utérus, il est facile de comprendre que, pour
eux, cette affection n'appartient qu'au sexe féminin.
Cette opinion remonte aux premiers temps de la médecine, et l'on sait qu'il n'est pas de maladie qui, dans
l'antiquité, ait donné lieu à des théories plus erronées,
à des interprétations plus grossières et plus ridicules.
Ainsi, le déplacement de la matrice se portant çà et là
dans l'abdomen était un fait généralement admis par les
médecins et les philosophes. Hippocrate, Arétée,
Pythagore, Platon, etc., regardant en quelque sorte
l'utérus comme un être animé, le faisaient voyager de
l'hypogastre vers la plupart des organes, et principalement vers le cou et la tête. Ces idées absurdes ont été
pour la plupart réfutées par Galien.

Parmi les auteurs modernes, Landouzy est certainement celui qui a soutenu avec le plus de talent l'opinion
qui consiste à localiser l'hystérie dans l'appareil géné-
rateur de la femme. Pour ce savant regretté, l'hystérie
est exclusivement *une maladie des femmes* ; il rejette
d'une façon absolue, comme insuffisantes et manquant
des détails les plus nécessaires et les plus importants,
toutes les observations qui ont été publiées pour démontrer l'existence de cette affection chez l'homme. D'après
Landouzy, on n'observe pas, dans ces prétendus
exemples d'hystérie masculine, plusieurs symptômes
essentiels, qui sont : l'émission d'une urine abondante

et claire après chaque accès ; les rires, les larmes, les sanglots, ni cet état nerveux particulier qu'il appelle l'*habitude hystérique*.

Ces objections, ces différences suffisent-elles pour établir que l'hystérie ne peut se manifester chez l'homme? Je ne le pense pas. Bien des auteurs, Charles Lepoix, Willis, Georget, et surtout Frédéric Hoffmann, parlent de l'existence de l'hystérie chez l'homme. Il est vrai que, parmi ces auteurs, les uns plaçant le siége de cette affection dans le cerveau, les autres la considérant comme une névrose générale, on pourrait, jusqu'à un certain point, les accuser de rattacher à l'hystérie des phénomènes nerveux qui n'auraient avec elle qu'une certaine ressemblance et qui viendraient même très-heureusement à l'appui de leur opinion sur la nature ou la localisation de la maladie. Bien que cette objection n'ait pas, à nos yeux, une très-grande valeur, nous tâcherons de trouver ailleurs des preuves à l'appui de la thèse soutenue par ces auteurs. La chose ne sera pas difficile. Il existe, en effet, dans la science des observations incontestables d'hystérie chez l'homme, et l'on comprend difficilement qu'on ait pu dire, dans un de nos bons ouvrages classiques : l'hystérie est exclusivement propre à la femme, et, si l'on a soutenu l'opinion contraire, c'est qu'on a confondu avec ce mal des phénomènes nerveux qui avaient quelque rapport avec lui. Qu'on soutienne que les exemples d'hystérie masculine sont très-rares, que cette affection se rencontre beaucoup plus communément, je dirai même presque exclusivement chez la femme, nous le comprenons facilement : c'est là un fait incontestable et admis par tous les médecins ; mais, ce qui est incontestable aussi, c'est que des observateurs sévères et consciencieux, comme Valleix, L. Fleury, Forget, Requin, Sandras, ont cité des exemples de ce mal chez l'homme, et que ces exemples sont exposés de façon à ne pas laisser place au moindre doute.

Mon excellent confrère, le docteur Tartivel, a cité, dans le journal *le Progrès*, un cas très-remarquable d'hystérie chez l'homme qu'il a observé à l'établissement hydrothérapique de Bellevue. Il s'agit d'un homme de 40 ans, capitaine de pompiers, chez qui la vue seule d'un enterrement provoquait une crise hystérique des plus nettement caractérisées. Trois mois de traitement hydrothérapique ont fait justice de cette disposition morbide.

Toutefois, il suffit qu'il y ait encore des auteurs qui persistent à regarder l'hystérie comme une affection exclusivement propre au sexe féminin, comme une *maladie des femmes*, pour que les partisans de l'opinion contraire soient mis en demeure de produire des faits contradictoires. C'est cette considération qui m'engage à publier l'observation suivante, qui me paraît suffisamment démonstrative :

M. l'abbé B... est âgé de 25 ans, d'une taille élevée, d'une bonne constitution ; tempérament sanguin et nerveux, caractère très-impressionnable. Son père, très-grand et très-vigoureusement constitué, est mort à l'âge de 52 ans d'une attaque d'apoplexie, la seule maladie qu'il ait jamais éprouvée. Sa mère, âgée

de 68 ans, n'a jamais eu d'autre affection qu'une fièvre typhoïde.
Ses frères et ses sœurs ont également toujours joui d'une excellente santé, excepté sa sœur aînée, qui, pendant quelques mois,
a souffert d'une névralgie trifaciale.

Vers l'âge de 11 ans, B... fut atteint d'une fluxion de poitrine.
Dans les premières années de sa vie, il avait toujours été très-
gros et très-fort, et, à part quelques légers rhumes contractés en
hiver, sa santé n'avait pas subi la plus petite atteinte. A l'âge de
12 ans, il entra au séminaire, et c'est à partir de cette époque
que sa santé s'est dérangée. Les chaleurs de l'été lui étaient
particulièrement funestes; il était alors tourmenté par de
fréquents maux de tête; la respiration était gênée; il avait des
étouffements, des palpitations de cœur. Ces accidents prenâient
quelquefois une telle intensité que, pendant ses trois premières
années de séminaire, il fit à peine dix-huit mois d'études; le
reste du temps, il le passa, soit en congé, soit à l'infirmerie. A
l'âge de 18 ans, B:. fut envoyé comme professeur dans un
collège. Pendant les six premiers mois, sa santé fut florissante,
malgré ses nombreuses occupations; mais, vers le mois de mai,
il fut atteint d'une bronchite très-intense qui exigea un traitement de deux mois. A partir de ce moment, il se livra à un
travail excessif, à tel point que, depuis cinq heures du matin
jusqu'à dix heures du soir, il n'avait, pour ainsi dire, pas un
seul instant de repos. A l'âge de 21 ans, il entra dans un ordre
religieux et commença son noviciat. Soumis aux règles sévères
de la maison : aliments maigres, jeûne, etc., il ne tarda pas à
souffrir de l'estomac, et, vers Pâques de l'année 1864, quinze
jours d'études forcées l'épuisèrent complètement. Il fut encore
une fois tourmenté par de violents maux de tête, par des battements de cœur, de l'oppression, des étouffements. Depuis cette
époque, il a toujours souffert de maux d'estomac et d'une constipation opiniâtre. Soumis à un traitement bien institué et bien
suivi, B... n'obtint pas la moindre amélioration. Les crampes
d'estomac devinrent horribles, les éructations continuelles, les
vomissements très-fréquents, et, vers la fin d'octobre, il rendait

à peu près tous les aliments qu'il prenait. Depuis ce moment, il a été continuellement en proie à des suffocations et à des tremblements nerveux. Le moindre bruit, la plus légère émotion les provoquait ou les exagérait. Enfin, vers le 20 novembre survint une attaque de nerfs d'une violence extrême : « J'étouffais, dit le malade, je ne pouvais plus faire entrer d'air dans ma poitrine ; j'avais comme un bouchon dans la gorge *(sic)*. » Les convulsions furent telles, les mouvements si énergiques et si étendus, que quatre hommes forts et vigoureux ne pouvaient le tenir sur son lit. Depuis ce moment, B... fut atteint de sept ou huit crises nerveuses de cette nature et de cette violence. En même temps, la gastralgie avait, de son côté, continué à faire des progrès, et le moindre aliment était rejeté par l'estomac.

Les nuits étaient pénibles et agitées ; si parfois le malade goûtait un peu de sommeil, aussitôt il était tourmenté par les rêvasseries les plus bizarres et les plus fantastiques. A tous ces accidents sont venus s'ajouter des symptômes qui ont vivement alarmé l'abbé B... : c'est une faiblesse extrême des membres inférieurs qui s'est manifestée au commencement des chaleurs de cet été, et qui est telle, que, depuis ce moment, il peut à peine se traîner et qu'il a été obligé de renoncer à la plus petite promenade. C'est dans ces conditions que ce malade s'est présenté à Mondorf le 10 juillet 1866.

État actuel. — Amaigrissement assez considérable, moindre toutefois qu'on ne pourrait se l'imaginer après tant de souffrances ; teint pâle et décoloré, palpitations de cœur, essoufflement dès que le malade fait le moindre mouvement, toux sèche et peu fréquente. Langue légèrement blanchâtre, large, portant l'empreinte des dents ; assez bon appétit ; éructations continuelles et vomissements alimentaires très-fréquents ; douleurs épigastriques continuelles s'aggravant par la pression et l'ingestion des aliments. Constipation opiniâtre. L'auscultation ne révèle aucun symptôme morbide du côté des poumons. Il existe un bruit de souffle doux et moelleux à la base du cœur, dont les battements sont réguliers. Je ne constate aucun bruit dans les vaisseaux du cou. B... est extrêmement nerveux et impressionnable. La plus légère contrariété, un bruit insignifiant, la moindre émotion, le jettent dans un état nerveux caractérisé par des larmes, de la suffocation, des tremblements. C'est cet état qu'il appelle ses *petites* attaques.

Quant aux *grandes* attaques, il lui est quelquefois possible de prédire le moment où elles vont se déclarer. Elles sont, en effet, précédées pendant quelques heures d'un malaise général, d'un violent mal de tête occupant le sinciput, et de sensations douloureuses comparables à des coups d'aiguille et siégeant à la région dorsale vers les septième et huitième vertèbres et vers la pointe de l'omoplate du côté gauche. Le malade est tourmenté et inquiet; il est extrêmement triste et toujours disposé à pleurer ; puis surviennent des bâillements ; la respiration devient pénible, accompagnée d'un sentiment de constriction douloureuse de la poitrine. Tels sont les phénomènes qui précèdent le paroxysme. D'autres fois, l'accès éclate sans symptômes précurseurs apparents. Alors B... est pris tout à coup de fortes palpitations ; il éprouve un sentiment de strangulation des plus pénibles qui lui fait continuellement porter les mains au cou comme pour arracher l'obstacle qui s'oppose à l'introduction de l'air dans les poumons. Le tronc et les membres sont agités de mouvements rapides, très-étendus et très-énergiques. La face se colore et s'anime, les paupières sont à demi fermées ; il n'y a pas d'écume à la bouche.

Au milieu de tout ce désordre, l'intelligence est restée intacte et le malade conserve la connaissance de tout ce qui s'est passé pendant son attaque, dont la durée est de vingt à vingt-cinq minutes.

Ce qu'il importe surtout de noter, c'est que ce paroxysme est suivi d'une *émission abondante d'urine pâle et claire*.

Chez notre malade, la sensibilité n'a subi aucune altération : il n'y a ni anesthésie, ni hyperesthésie cutanée. Il n'existe aucun trouble de l'odorat, du goût, de la vue, de l'ouïe. Il n'en est pas de même de la contractilité musculaire. Ce qui tourmente, en effet, le plus le malade, c'est une faiblesse extrême des membres inférieurs. L'affaiblissement musculaire est tel, qu'il peut à peine se tenir debout pendant un temps très-court sans s'appuyer sur le bras d'un voisin, et, quand il veut marcher, il traîne péniblement les pieds en rasant le sol et en faisant des pas qui n'excèdent pas la longueur de son pied. L'attitude de ce malade est telle, en un mot, qu'à première vue, on pourrait le croire atteint d'une paraplégie consécutive à une affection de la moelle épinière.

En présence de tous ces symptômes si nets et si tranchés, le diagnostic ne m'a pas paru douteux : il s'agissait bien ici d'un cas d'hystérie compliqué de gastralgie. Le malade fut soumis au traitement hydrothérapique et à l'usage interne de l'eau minérale de Mondorf à la dose d'un verre matin et soir. Le traitement est commencé le 10 juillet. Deux fois par jour, le malade reçoit une douche en pluie et une douche en jet promenée sur toutes les parties du corps, et spécialement sur la région de l'estomac.

Il me paraît inutile, et il serait même fastidieux d'entrer dans tous les détails du traitement. Qu'il me suffise de dire que, dès les premières douches, une amélioration notable est rapidement survenue dans l'état fonctionnel des membres inférieurs. C'est à tel point que le malade, qui, le jour de son arrivée à l'établissement, ne pouvait faire un pas, a été à même de faire, le troisième jour du traitement, une promenade d'environ 1 kilomètre, en marchant avec assurance et sans éprouver la moindre fatigue.

15 juillet. — Depuis la veille, le malade a perdu l'appétit ; il se plaint d'une saveur amère ; la langue est large, recouverte d'un enduit épais et jaunâtre. B... se sent fatigué, courbatu, et il éprouve à chaque instant de petits frissons. Pour combattre cet embarras gastrique, je prescris l'eau minérale de Mondorf à dose purgative : quatre ou cinq verres, à prendre un tous les quarts d'heure.

16 juillet. — Le malade a pris hier quatre verres seulement d'eau minérale, qui ont amené quatre selles liquides trèscopieuses et qui l'ont bien soulagé. Je prescris encore le même traitement.

17 juillet. — Hier, le malade a eu encore deux selles ; il se sent beaucoup mieux ; il a bien dormi la nuit dernière ; la courbature a cessé ; la langue se nettoie et l'appétit commence à revenir. On recommence le traitement hydrothérapique, qui a été suspendu pendant deux jours.

L'état du malade allait tous les jours en s'améliorant ; les douleurs d'estomac avaient notablement diminué, de même que les éructations ; les vomissements devenaient rares ; une sorte de gaieté avait remplacé la tristesse et l'ennui ; en un mot, tout allait pour le mieux, lorsque, le 26 juillet, B... m'annonce le soir qu'il ressent depuis quelques heures les symptômes précurseurs d'une attaque : malaise général, maux de tête, pesanteur sur le sternum, constriction de la poitrine, tristesse, etc. En effet, vers onze heures du soir, un accès se déclare en tous points semblable à ceux dont nous avons parlé plus haut. Ce paroxysme fut suivi d'un grand ennui et d'un abattement considérable. En même temps se manifesta de nouveau de l'affaiblissement musculaire aux membres inférieurs ; la marche, sans être à peu près impossible comme auparavant, était cependant devenue assez difficile. Fort heureusement, comme au début du traitement, survint une rapide amélioration qui releva le courage de mon malade, et, le 1er août, il m'annonçait avec joie que, la veille, il avait fait sans fatigue une course de 14 kilomètres. Depuis ce jour, la marche vers la guérison de tous les accidents gastralgiques et hystériques a été continue, et, à partir du 20 août, B... pouvait être considéré comme radicalement guéri. Il n'existait plus ni douleurs épigastriques, ni éructations, ni vomissements. L'appétit était bon et les digestions faciles. Le système musculaire avait repris toute sa force ; le teint du malade était animé, l'embonpoint en partie revenu, et, le 12 septembre, M. l'abbé B... quittait l'établissement dans un état de santé auquel il n'était plus habitué depuis longtemps, et qui s'est parfaitement maintenu jusqu'aujourd'hui (20 décembre 1866).

Réflexions. — Je ne sais si je m'abuse, mais il me semble que, à moins d'idées systématiques poussées à l'extrême, il est impossible de ne pas voir dans cette observation un exemple frappant d'hystérie chez l'homme. Tout ce qui caractérise cette affection s'y rencontre nettement dessiné : étouffements, constriction douloureuse de la poitrine, boule hystérique, paraplégie hystérique, convulsions cloniques, accès terminés par une émission d'urine claire et abondante, etc. Le traitement suivi et les heureux résultats obtenus justifient pleinement l'opinion de MM. Louis Fleury et Becquerel, qui considèrent le traitement de l'hystérie comme un des plus beaux triomphes de l'hydrothérapie rationnelle.

(Extrait de l'*Union médicale*.)

TABLE

DES MATIÈRES